中央高校青年教师创新项目（31920210037）
西北民族大学引进人才研究项目（xbmuyjrc 202217）
西北民族大学本科教学质量提升项目（2021YLKC-177、2022YLKC-05、2022YLKC-03）

药物分析实验指导

主编　陆丽娜　刘　娟

U0189014

中国科学技术出版社

·北　京·

图书在版编目（CIP）数据

药物分析实验指导 / 陆丽娜 , 刘娟主编 . — 北京 : 中国科学技术出版社 , 2024.7

ISBN 978-7-5236-0656-8

Ⅰ . ①药… Ⅱ . ①陆… ②刘… Ⅲ . ①药物分析—实验—教材 Ⅳ . ① R917-33

中国国家版本馆 CIP 数据核字（2024）第 079225 号

策划编辑	黄维佳　刘　阳
责任编辑	黄维佳
文字编辑	韩　放
装帧设计	佳木水轩
责任印制	徐　飞

出　　版	中国科学技术出版社
发　　行	中国科学技术出版社有限公司
地　　址	北京市海淀区中关村南大街 16 号
邮　　编	100081
发行电话	010-62173865
传　　真	010-62179148
网　　址	http://www.cspbooks.com.cn

开　　本	787mm×1092mm　1/16
字　　数	147 千字
印　　张	8.5
版　　次	2024 年 7 月第 1 版
印　　次	2024 年 7 月第 1 次印刷
印　　刷	北京盛通印刷股份有限公司
书　　号	ISBN 978-7-5236-0656-8/R·3251
定　　价	78.00 元

编著者名单

主　编　陆丽娜　刘　娟

编　者　（以姓氏笔画为序）

王彦斌　孙初锋　苏　琼　李　佳

罗兴平　康淑荷

内容提要

　　本教材由长期工作在药物分析教学与科研一线的教师及科研人员编写，以强化常规检验方法的训练、突出学生创新能力的培养为目的，根据《中华人民共和国药典（2020年版）》对所选实验项目的药物分析内容进行了修改和调整，认真分析了方法之间的差异，以期帮助学生理解与时俱进的药物分析方法。

　　全书共4章，包括药物分析实验教学大纲与指导要点，以及药物分析实验的相关知识、基础训练实验、设计性实验。书中不仅介绍了药物分析作为应用型学科的具体内容（鉴别、检查和含量测定），还创新地根据所学药物分析知识启发学生进行设计性实验，以培养学生独立操作与积极创新的能力。

　　本教材阐释系统、图表简洁，兼具理论指导性和实际操作性，可作为国内本科或专科院校药学、药物制剂、制药工程、生物工程等专业开展药物分析相关实验的指导用书，也可供从事生产、科研和管理的药物分析技术人员借鉴参考。

主编简介

陆丽娜，博士，副教授，西北民族大学化工学院教师。长期从事基础药理学和药物分析的研究工作，以放射损伤防护药物的开发与机制研究为主要方向，主持参与多项国家级和省级课题；积极进行教学改革，提高教学质量，主持药物化学校级一流课程和多项教改项目；多次指导学生参加专业竞赛，获得第七届甘肃省大学生化学竞赛优秀指导教师、第一届甘肃省大学生药物制剂技术与工程设计竞赛优秀指导教师等荣誉。参与多本学科相关规划教材的编写，包括《药物合成实验汉英双语教程》（第二主编）、《制药工程安全与环保》（第三主编）等；发表高水平科研论文10余篇。

⋯⋯

刘　娟，博士，副教授，硕士研究生导师，西北民族大学化工学院教师。先后承担无机化学、物理化学、药物及药物中间体合成、药物合成反应、制药专业英语、药物中间体合成设计等课程的教学工作，教学经验丰富。主持校级教改项目2项，校级精品课程1门，曾获得西北民族大学青年教师讲课比赛三等奖。主持国家自然科学基金1项、甘肃省自然科学基金2项、甘肃省高等学校青年博士基金1项。荣获甘肃省自然科学二等奖1项、甘肃省高校科技进步一等奖1项。在 *ACS Sustainable Chemistry & Engineering*、*Sensors and Actuators B-Chemical*、*Chinese Journal of Chemistry*、*Chemistry a European Journal* 等国际知名期刊发表论文10余篇。

前　言

　　药物分析是一门研究与药物相关的分析方法和质量控制的科学，是我国药学类专业的主干专业课程。作为一门实践性很强的学科，其在新药研发和药品生产过程中发挥"眼睛"的作用，为配合药物分析课程的教学，培养学生明确的药品质量观念，帮助学生获得从事药品质量研究及质量控制的基本理论知识和基本操作技能，加强实验教学是药物分析乃至整个专业培养中极为重要的环节。药物分析实验通过理论学习与实验训练的有机结合，使学生充分理解全面控制药品质量的意义，熟悉药品质量控制与药物分析方法学之间的关系，掌握药品标准中典型药物的鉴别、检查及含量测定方法。

　　参与本书编写的都是长期工作在教学和科研一线、目前承担药物分析和药物分析实验教学任务的教师。在编写过程中，我们从教学实际出发，紧密围绕药品质量控制核心问题，充分考虑药品标准的科学性、先进性、规范性和权威性，并根据《中华人民共和国药典（2020年版）》对所选实验项目的药物分析内容进行了修改和调整，认真分析了方法之间的差异，以期帮助学生理解药物分析方法与时俱进的更新。

　　本书紧扣药学相关专业本科教育的培养目标，注重理论性、逻辑性，以及实验的完整性和可操作性，以强化常规检验方法的训练、突出学生创新能力的培养为目的，在注重药物分析方法的研究和创新基础上，结合《中华人民共和国药典（2020年版）》的方法，编写了36个不同类型的实验，同时加设药物分析设计性实验，拓宽学生思维，帮助学生针对自己感兴趣的药物提出创新的分析方案，并进行可行性分析和方法综合评价，以培养学生独立操作与积极创新的能力。

　　本书由从事该课程教学的教师陆丽娜和刘娟共同完成，其中王彦斌、苏琼、孙初锋、罗兴平、李佳、康淑荷为本教材的大纲编写、实验项目选择和方法学提供了宝贵意见，陆丽娜负责统稿及审校。

　　在本书编写过程中，得到了西北民族大学教材建设委员会、中国科学技术出版社及化工学院制药工程专业领导、老师的热情支持，谨此一并致以衷心的感谢！

陆丽娜　刘　娟

目　录

第1章　药物分析实验教学大纲与指导要点

第一节　教学大纲

一、课程简介

药物分析是一门应用性很强的方法学科，过硬的操作技能和善于分析思考解决实际问题的能力是进行药品质量控制和质量研究的必备条件，也是对药品检验工作质量的基本保证。因此，实验课的设计思想是加强现代药物分析的基本技能训练，以综合性、设计性、研究性实验为导向，着重培养学生发现问题、分析问题和解决问题的能力及创新思维能力。药物分析实验内容由反映药物的鉴别、检查或含量测定的常规检验的基础训练性实验，全面评价药品质量的综合训练性实验，以建立分析方法为主的设计性实验，以及模拟创新药物研究的药学综合设计性实验四部分组成。通过药物分析实验课程教学，使学生掌握药品质量分析方法的基本实验技能，具备独立开展药品质量研究工作的初步能力。

预修课程：无机化学、有机化学、分析化学（仪器分析）、药物化学。

面向对象：药学、制药工程、应用化学及相关专业的三、四年级学生。

二、教学目的和基本要求

药物分析实验课是药物分析课程教学的重要组成部分。通过药物分析实验课教学，旨在培养学生熟练的分析操作技能，理论联系实际的学风，严谨、科学的工作作风和对事业的高度责任心。通过基本操作训练，获得较强的从事药品质量检验工作的能力，正确掌握药物常用法定方法及规范化操作技术；通过设计性实验的训练，模拟科学研究过程，培养学生创新意识、创新精神和独立工作的能力，以及运用药物分析理论及有关基础与专业知识去解决实际问题的能力。为从事药品检验、新药研发和开展临床药学等研究工作打下基础。通过本课程的学习，使学生达到下列要求。

1.掌握药物的鉴别、检查、含量测定的常用方法；掌握常规容量分析和仪器分析（光谱、色谱）技术、杂质限量和药物含量的计算方法。

2. 熟悉实验方案的设计与实施、实验条件的选择和方法学研究内容；熟悉现代分析仪器的性能与规范的使用操作。

3. 了解药物分析与其他学科间的相互协作关系；了解药物分析实验技术在药学研究领域中的"眼睛"作用。

三、主要内容及学时分配

通常，基础训练实验时长 10~18h，设计性实验时长 6~14h。

根据药品、试剂、材料、仪器等实验室客观条件，在上述实验中选择合适内容进行实验教学，包括药物的不同鉴别实验，一般杂质检查，特殊杂质检查，含量测定，药品质量的全分析，以及药品的鉴别、检查、含量或物理常数的测定方法的建立与方法学评价。

在此基础上可以进一步研发综合性实验，整合药物化学、药理学、药剂学和药物分析学的课程内容，可作为一门独立的药学综合设计性实验课程，模拟新药的研制过程，采取开放式教学。由学生自行设计、独立操作，完成药物的化学合成、药效试验、制剂的制备、原料药及其制剂的质量分析和药品质量标准草案制订等实验内容。

四、相关教学环节

1. 基础训练实验和综合训练实验

实验前布置预习内容，实验时进行课堂提问，检查学生预习情况，实验后要求实验报告提交及时，报告中应对实验结果进行分析讨论。

2. 设计性实验

学生以 2~3 人为 1 小组，采取协作学习的方式。通过实验方案的设计、课堂开题报告、实验方案的实施、撰写研究报告和论文答辩等步骤完成设计性实验学习任务。

五、教学方式

课堂讲解，班组讨论，集中教学与个别指导相结合，指定内容与自由选择相结合的实验教学方式。

六、考试方式及要求

采用考查方式，由平时成绩和实验考核成绩按一定比例综合评定。

七、主要参考书

《中华人民共和国药典（2020年版）》。

第二节　实验指导

根据制药工程专业培养方案，药物分析实验教学学时为32学时，最低学分为2学分，从教材的基础训练实验和设计性实验中，结合药品、试剂、材料等购置的难易程度和实验室仪器设备条件，选择合适的内容进行实验教学。

一、基础训练实验

总体安排：一般化学法1人1组，仪器法2人1组。这类实验主要为验证性实验，可根提实验操作的复杂性和难易程度，安排统一实验和组之间不同内容的并行实验相结合的方式进行教学，并穿插适当的实验示教或视频观摩教学，以在有限的实验教学时数内增加学生获得实验、实践的机会。

1. 药物的鉴别实验

药物的鉴别实验内容包括一般鉴别实验、专属鉴别实验、综合鉴别实验和复方制剂的鉴别实验。建议实验教学时数为2～3h。讲解内容包括以下几个方面。

(1) 一般鉴别实验：强调某一类药物的结构特征与化学鉴别反应的关系，典型的有机药物官能团反应，如丙二酰脲类、芳香第一胺类、水杨酸盐类、有机氟化物、托烷生物碱类的鉴别；无机药物阴、阳离子的特殊反应，如钠盐、钾盐、钙盐、钡盐的焰色反应。应特别注意同一类药物中结构上的差异在具体操作和反应结果上的区别。

(2) 专属鉴别实验：强调特征鉴别实验的药物结构要求，操作条件与注意事项。

2. 药物的杂质检查

药物的杂质检查实验内容包括一般杂质的检查、残留溶剂的测定、特殊杂质的检查、制剂的特殊检查、药物的有效性实验。建议实验教学时数为3～4h。

讲解内容包括以下几个方面。

(1) 一般杂质检查实验的指导要点与注意事项

① 比色管介绍：选择配对比色管，正确洗涤和正确使用比色管；比色管的旋摇操作（用手指握住比色管上端，利用手腕旋转的惯性使比色管向四周作圆链形旋摇）示范；比色比浊观察方式（比浊时以黑色为背景，比色时以白色为背景，使两管受到的光线照射程度一致，让光线从正前方射入向上反射，由上而下垂直观察，比较样品管与标准管的浑浊或颜色深浅程度）。

② 量器的正确选用：在杂质检查中允许的误差一般为 ±10%，量筒的绝对误差为 1ml 至数毫升，刻度吸管的绝对误差为 0.01～0.1ml，药物天平的绝对误差为 0.1g。在实验中，应根据样品、标准液的取用量，正确选用量器。例如，取标准液 2ml，允许的误差为 $x/2 \times 100\% = 10\%$，$x=0.2$ml，故应选择刻度吸管吸取标准液；取样品 2g，允许的误差为 0.2g，可选用药物天平称取。

③ 比较氯化钠和葡萄糖中杂质限度检查的方法差异。

④ 重金属检查原理与方法的选择：比较注射液中重金属限度计算方法的不同。

⑤ 在重金属检查中若样品液有颜色，可用稀焦糖溶液调节标准液颜色。稀焦糖溶液的制备：取蔗糖置烧杯中，用小火加热使之成焦状，然后加水溶解，取上清液备用。根据供试品溶液的颜色深浅，掌握加热程度和加水稀释程度，随加热温度与时间的不同，得到的水溶液呈黄、褐或棕黑色。标准管中加入的稀焦糖溶液量一般控制在 1～2 滴。

⑥ 砷盐检查时导气管中醋酸铅棉花和溴化汞试纸的装填（示范）。

⑦ 炽灼残渣和恒重操作的注意事项。

(2) 残留溶剂测定实验的指导要点与注意事项

① 气相色谱仪的工作原理，填充柱、毛细管柱的性能（固定相极性，最高使用温度，色谱柱长、内径大小，固定液涂渍百分含量等）介绍；顶空进样装置的工作原理介绍。

② 仪器操作介绍：通载气，开、关机顺序；气路密封性检查（开机加热前用洗洁精水稀释液或中性肥皂水检漏。必要时进行此项检查）；气化空杆温度、检测室温度设定和载气、氢气、空气流速设定与一般原则；顶空进样装置参数设定；色谱软件使用介绍。

③ 记录内容：色谱条件、色谱图文件号、测定液名称、保留时间、峰面积

（或峰高）等参数。

④ 如果没有顶空进样装置，可采用手动进样。对手动进样操作（进针、拔针速度要求快而果断）进行示范。

(3) 特殊杂质检查实验的指导要点与注意事项

① 薄层板的制备、活化、保存与质量检查；薄层点样与展开要求；检视方法。TLC 系统适用性实验内容与要求：检测灵敏度、比移值、分离效能。

自制薄层板方法如下：取光滑、平整、洗净的干燥玻板（规格 10cm × 20cm），备用。根据各品种项下的规定，取适量固定相，置研钵中，加约 3 倍量的 0.5% 羧甲基纤维素钠水溶液（配制后放置 1 周，待溶液澄清后取上清液）或水，按同一方向充分研磨混合，去除表面气泡后，用倾注法在玻板上涂布成厚度为 0.2～0.3mm 的薄层板，充分震荡，使其成一均匀薄层，置水平位置室温下自然晾干，110℃活化 30min 后，立即置于干燥器内备用，以免吸收水气而降低活性，注意保存时勿使薄层表面损伤。使用前检查表面光洁、均匀程度（通过透射光和反射光检视），并在紫外灯分析仪中观察薄层荧光是否被掩盖（即由于研磨不均匀使板上出现部分暗斑），若有掩盖现象，将会影响斑点的观察，此板应弃用。

② HPLC 仪的主要部件及其作用原理和操作注意事项：包括进样阀、定量环、微量注射器、定量环进样注意事项、流动相处理（过波，脱气）、高压泵的维护（使用含碱性或酸性缓冲液的流动相后的冲洗）、检测波长设置等。

③ 为达到系统适用性实验要求，可适当改变色谱条件，如色谱柱内径、长度、固定相牌号、载体粒度、流动相流速、混合流动相各组分的比例（以组分比例较低者相对于自身的改变量不超过 ±30%，且相对于总量的改变量不超过 ±10% 为限）、柱温、进样量、检测器的灵敏度等，但不得改变各品种项下规定的固定相种类、流动相组分、检测器类型。

④ HPLC 法和 GC 法的系统适用性实验内容与要求。

理论板数：$n = 16(t_R/W)^2$ 或 $n = 5.54(t_R/W_{h/2})^2$

分离度：$R = \dfrac{2(t_{R_2} - t_{R_1})}{W_1 + W_2}$ 或 $R = \dfrac{2(t_{R_2} - t_{R_1})}{1.70(W_{1,h/2} + W_{2,h/2})}$

拖尾因子：$T = \dfrac{W_{0.05h}}{2d_1}$

重复性：连续进样 5 次，系统响应值的相对标准偏差应不大于 2.0%。

(4) 制剂的特殊检查

① 含量均匀度测定方法与结果判断：取供试品 10 片（个），照各药品项下规定的方法，分别测每片以标示量为 100 的相对含量 X，求其均值 $\overline{X}$ 和标准差 S，以及标示量与均值之差的绝对值 A（$A = | 100 - \overline{X} |$）。若 $A + 1.80\,S \leqslant 15.0$，即供试品的含量均匀度符合规定；若 $A + S > 15.0$，则不符合规定；若 $A + 1.80\,S > 15.0$，且 $A + S \leqslant 15.0$，则应另取 20 片（个）复试。根据初、复试结果，计算 30 片（个）的均值 $\overline{X}$、标准差 S 和标示量与均值之差的绝对值 A，若 $A + 1.45\,S \leqslant 15.0$，即供试品的含量均匀度符合规定；若 $A + 1.45\,S > 15.0$，则不符合规定。

② 溶出度测定方法与结果判断：按各品种项下规定，采用篮法、桨法或小杯法测定。

量取经脱气处理的溶出介质适量（按各药品项下规定），注入溶出杯内，实际量取体积与规定体积的偏差应不超过 ± 1%。加温，使介质温度恒定在（37 ± 0.5）℃后，取供试品 6 片，分别投入 6 个干燥的转篮内，将转篮降入溶出杯中，注意供试液表面不应有气泡，按各药品项下规定的转速启动仪器，计时。至规定的取样时间，吸取溶出液适量，立即经适当的微孔滤膜滤过，自取样至滤过应在 30s 内完成。取澄清滤液，照各药品项下规定的方法测定，计算出每片的溶出量。按标示含量计算，6 片中每片的溶出量均应不低于规定限度（Q）。除另有规定外，Q 为标示含量的 70%。若 6 片中有 1～2 片低于 Q，但不低于 Q-10%，且其平均溶出量不低于 Q 时，可判为符合规定。若 6 片中有 1～2 片低于 Q，其中仅有 1 片低于 Q-10%，但不低于 Q-20%，且其平均溶出量不低于 Q 时，应另取 6 片复试。初、复试的 12 片中有 1～3 片低于 Q，其中仅有 1 片低于 Q-10%，但不低于 Q-20%，且其平均溶出量不低于 Q，亦可判为符合规定。

3. 药物的含量测定

药物的含量测定实验内容包括酸碱滴定法、非水溶液滴定法、氧化还原滴定法、紫外 - 可见分光光度法、GC 法、HPLC 法、旋光法和凯氏定氮法。建议实验教学时数为 10～12h。讲解内容包括以下几个方面。

(1) 制剂取样量与含量计算：如要求取相当于主药 X 量的片粉，该怎么取？可根据平均片重和片剂规格量，计算相当于规定量主药的片粉重量（片粉重量 / X = 平均片重 / 标示量）。制剂的含量计算（相当于标示量的百分含量）。

(2) 容量分析：滴定操作与终点判断注意事项；滴定反应的计量关系与滴定

度计算；制剂中辅料对含量测定的干扰和排除干扰的方法。

(3) 电位滴定法：滴定原理，电极处理方法、电位滴定装置搭建、滴定方法与终点的确定。电位滴定操作：将盛有供试品溶液的烧杯置电磁搅拌器上，浸入电极（以玻璃电极为指示电极、饱和甘汞电极为参比电极），在不断搅拌下，自滴定管中分次滴加滴定液；开始时可每次加入较多的量，待读数稳定后记录电位；离终点较近时，则应每次加入少量滴定剂，搅拌，记录电位，至突跃点已过，仍应继续滴加几次滴定液，按下表记录滴定体积与相应电位。

(4) 紫外 – 可见分光光度法：紫外仪的使用，比色皿的配对、洗涤和使用，测定波长核对，吸光度读数范围和样品液浓度，空白试验，含量计算方法。计算光谱法消除干扰的原理及应用范围，如差示光谱法、三点校正法。

(5) 色谱法：色谱条件选择与系统适用性实验；反相离子对 HPLC 法原理与应用范围；HPLC 中不同检测器检测原理与应用范围；GC 法定量方法与适用范围。

(6) 旋光法：旋光仪介绍、比旋度定义、测定方法、注意事项与含量计算。

(7) 氮测定法：半微量凯氏定氮法测定原理与操作方法，包括消解、蒸馏、滴定三大步骤及注意事项。

二、设计性实验

由教师命题，可根据实验室条件，教学时数和学生人数，同时提出多个设计性实验内容供学生选择。学生自行组合学习小组，自由选择实验题目，根据题目内容与要求，自行查阅有关文献，写出开题报告。报告内容应包括研究背景或意义、文献综述、实验方案设计依据，测定原理、具体操作方法、含量或限量计算、实验所需要仪器与试药、可能出现的问题及解决方法。并在课堂内进行答辩或由指导教师进行个别指导，提出修改意见。学生进一步完善实验方案后，向实验室预约实验时间，准备试药配制，仪器调试，在一定时间范围内完成实验任务。指导教师对学生实验中出现的问题及时进行指导，大型仪器的使用由技术员、助教进行现场培训指导。根据实验内容难易、繁简程度，采取集中教学和开放式教学相结合的方式。建议实验教学时长为 6～14h。对于不同设计性实验，指导要点如下，可采取设问、讨论形式进行指导。

1. 鉴别实验设计

(1) 药物的结构、理化特性与区别、鉴别方法的选择，化学法与仪器法并用。

(2) 复杂体系中被测物的鉴别如何排除干扰？即如何验证方法的专属性，包括阴性对照和阳性对照实验。

(3) 预计实验中可能遇到的问题及解决的方案，设计备选方案，提高实验的成功率。

(4) 对结果的判断必须有充分的理论依据、详尽的实验数据和必要的图谱。

2. 杂质检查方法设计

(1) 有关物质检查：着重强调色谱条件的选择，杂质限量控制方法的设定与计算，以及对建立的限度实验方法的评价（检测限、专属性、耐用性）。

(2) 合成药物的色谱纯度检查：结合药物化学实验，根据合成路线，考察可能存在的有关杂质（如起始原料、合成中间体、副产物或降解物等）对测定的干扰，分析待测物与干扰物的结构、理化性质差别，选择适当的色谱条件，建立合成产物的色谱纯度分析方法。

(3) 残留溶剂的测定：根据残留溶剂的限量要求，设计对照液和供试液的浓度与配制方法。色谱条件的选择，方法评价（专属性、检测限或定量限、精密度、耐用性），样品中残留溶剂的含量计算。

(4) 药物中砷盐检查方法比较：Ag-DDC 法测定装置介绍，方法特点，与古蔡氏法比较有何异同？如何对药物中砷盐进行定量？根据药物结构，选择有机破坏后测定法或直接测定法。若需有机破坏则进行破坏方法设计，同时设计标准砷斑制备方法。

3. 含量测定方法设计

(1) 光谱法：着重波长选择方法设计，排除干扰物原理和实验内容，药物含量测定方法的回收率实验和专属性评价，含量计算。

(2) 色谱法：正相与反相 HPLC 色谱系统的转换、注意事项、适用范围、方法比较、含量计算及方法学研究内容，根据实际情况，考察方法的线性、精密度、专属性、回收率或耐用性。

(3) 制剂处方与工艺比较：结合药剂学实验，对不同处方、不同工艺或影响因素考察结果的产品进行质量分析，比较以上制剂因素对药品质量的影响，同时设计多个定量分析方法对不同处理的制剂样品分别进行分析，比较各种分析方法的差异和适用性。

第2章 药物分析实验的相关知识

第一节 药物分析实验概述

一、目的与意义

药品是用于诊断、预防、治疗疾病，增强体质的一种特殊商品，药品质量好坏直接关系到用药的安全、有效，关系到人的健康与生命安全。因此，为了确保用药的安全、合理、有效，必须从药品的研制、生产、供应和使用等过程全面控制药品质量。

药物分析是一门综合性应用学科，其实践性很强。药物分析实验是运用各种科学方法、分析技术，研究和检验各种药物（天然药物、化学合成药物、抗生素、生化药物等）及其制剂质量的实践性课程，是药物分析课程教学的重要组成部分。其内容主要是各种分析方法在药物分析中的实际应用，此外，还包括药品质量标准的制订及分析方法评价等。

药物分析实验课程旨在培养学生的实际动手能力、书面表达能力及科学思维能力，培养学生严肃认真、实事求是的科学态度，培养学生独立开展药物分析工作的能力。通过药物分析实验课程的教学，要求学生认真验证理论课讲授的相关药物分析理论，加深对药物分析学科基本理论和专业知识的认识与理解，熟悉《中华人民共和国药典》常用的分析方法和实验技术的基本原理，正确掌握各种分析方法的操作技术，熟悉常用分析仪器的正确使用方法，为从事药品质量研究与检验、新药研究开发、临床药物分析等工作奠定坚实的基础。

二、学习要求

扎实的基本操作技能是进行药品质量控制工作与科学研究的基本条件，学生应该珍惜实验课程的实际训练机会，实验过程中仔细、认真、勤动手，在整个药物分析实验课程教学过程中，应该做到：①通过实验验证药物分析的基本理论，加深对专业知识的理解；②复习实验教材中各类代表性药物的分析方法，熟练掌握各种分析的操作技术；③培养独立开展药物分析的能力；④养成严肃认真的工作作风和实事求是的工作态度；⑤原始记录是实验报告的重要组成部分，养成尊重原始记录的科学态度。

具体到每一堂实验课，参加实验课教学的学生必须做到以下几点。

1. 课前做好预习工作

(1) 课前应复习理论课上讲解过的实验原理与操作要点，明确该次实验的目的与要求。

(2) 预先熟悉实验内容、步骤、方法，推导实验中涉及的计算公式。

(3) 尽量找出实验可能的误差来源及消除方法，预估实验中可能发生的问题及处理办法。

2. 课中仔细认真操作

(1) 实验中一定要确保安全。使用水、火、煤气及易燃、易爆、有毒、腐蚀性试剂时应特别小心。时刻注意防火、防爆。保证实验室气流通畅。发现事故苗头（如闻到煤气味、发现电路线上有火花、异常的焦煳味等）或发生事故时及时报告，不懂时千万不要擅自处理。

(2) 开始实验操作后，要随身携带一本编有页码的实验记录本，实验过程中，应及时、准确、完整地记录原始数据、现象及操作。实验记录应忠于事实，如实地反映实验中的操作、现象、数据等，不得编造或篡改。实验记录不得用铅笔书写，可用钢笔或圆珠笔书写，要求字迹清楚。实验记录本绝对不准撕页。实验记录本绝对不得涂改，涂改的原始记录将视为无效，如实验记录有误，以能看清原来写错的记录为基础，可在写错处打上双横线，在旁边空白处写上正确记录。原始记录应直接记于实验记录本上，决不允许记在纸条上、称量纸上、滤纸上、手掌上，也不允许记在其他本子上再誊写，更不允许暂时记在脑子里等有空时一起记录。

(3) 实验中应仔细、认真，要严格按照实验规程操作，认真练习操作技术，细心观察实验现象，如实记录原始数据，出现问题时及时咨询代教教师。

(4) 爱护公物，节约使用，移物归位。小心使用仪器，损坏仪器应及时报损、登记，精密仪器用毕应登记签名。公用仪器、药品或试剂应在指定位置取用，不要拿回自己实验台处。残液应倒入指定的废液缸中，切勿直接倒入水槽。可回收利用的废溶剂应回收到指定容器中。

(5) 实验中注意避免试剂及药品的污染。取用时仔细观察标签，取出的试剂与药品不要再倒回原瓶，取用完毕应随手加盖，不要盖错瓶盖。若操作不当，发生试剂或药品污染，应按规定及时处理并立即报告老师。

(6) 实验课不得旷课，未经允许不得私下相互调课，实验期间不得擅自离开实验室；进行讲义指定内容以外的实验或重做实验须经老师批准。

3. 课后及时清理台面，总结实验

(1) 实验完毕应立刻清理：①电子仪器关闭，拔去电源插头，放于指定位置；②玻璃仪器按要求洗净后放回原处；③剩余试剂药品按规定处理，擦净实验台面，洗液盖好瓶盖收放妥当；④抹布、刷子洗净置于原处，板凳、橱柜整理归位。经老师同意后离开实验室。

(2) 值日生应负责整理公用试剂台面及公用试剂，处理废液缸中的废液，打扫地面卫生，清除垃圾，检查水、电、煤、门窗等安全事宜，经老师同意后离开实验室。

(3) 认真总结实验结果，得出相应结论，按指定格式填写实验报告并于规定时间上交。

第二节　药物分析专业术语与规定

下面选取《中华人民共和国药典（2020 年版）》做部分介绍。

1. 正文收载的药品中文名称通常按照《中国药品通用名称》收载的名称及其命名原则命名,《中华人民共和国药典》收载的药品中文名称均为法定名称；本版药典收载的原料药英文名除另有规定外，均采用国际非专利药名（International Nonproprietary Names，INN）。

有机药物的化学名称系根据中国化学会编撰的《有机化学命名原则》命名，母体的选定与国际纯粹与应用化学联合会（International Union of Pure and Applied Chemistry，IUPAC）的命名系统一致。

2.【性状】项下记载药品的外观、臭、味、溶解度及物理常数等，在一定程度上反映药品的质量特性。

(1) 外观性状是对药品的色泽和外表感观的规定。

(2) 溶解度是药品的一种物理性质。各品种项下选用的部分溶剂及其在该溶剂中的溶解性能，可供精制或制备溶液时参考；对在特定溶剂中的溶解性能需作质量控制时，在该品种检查项下另作具体规定。药品的近似溶解度以下列名词术语表示（表2-1）。

表2-1　药品的溶解度表示方法

术　语	定　义
极易溶解	系指溶质 1g（ml）能在溶剂不到 1ml 中溶解
易溶	系指溶质 1g（ml）能在溶剂 1～10ml 中溶解
溶解	系指溶质 1g（ml）能在溶剂 10～30ml 中溶解
略溶	系指溶质 1g（ml）能在溶剂 30～100ml 中溶解
微溶	系指溶质 1g（ml）能在溶剂 100～1000ml 中溶解
极微溶解	系指溶质 1g（ml）能在溶剂 1000～10 000ml 中溶解
几乎不溶或不溶	系指溶质 1g（ml）在溶剂 10 000ml 中不能完全溶解

实验法：除另有规定外，称取研成细粉的供试品或量取液体供试品，于（25±2）℃一定容量的溶剂中，每隔 5min 强力振摇 30s；观察 30min 内的溶解情况，如无目视可见的溶质颗粒或液滴时，即视为完全溶解。

(3) 物理常数包括相对密度、馏程、熔点、凝点、比旋度、折光率、黏度、吸收系数、碘值、皂化值和酸值等；其测定结果不仅对药品具有鉴别意义，也可反映药品的纯度，是评价药品质量的主要指标之一。

3.【鉴别】项下规定的试验方法，系根据反映该药品某些物理、化学或生物学等特性所进行的药物鉴别实验，不完全代表对该药品化学结构的确证。

4.【检查】项下包括反映药品的安全性与有效性的试验方法和限度、均一性与纯度等制备工艺要求等内容；对于规定中的各种杂质检查项目，系指该药品在按既定工艺进行生产和正常贮藏过程中可能含有或产生并需要控制的杂质（如残留溶剂、有关物质等）；改变生产工艺时需另考虑增修订有关项目。

对于生产过程中引入的有机溶剂，应在后续的生产环节予以有效去除。除正文已明确列有"残留溶剂"检查的品种必须对生产过程中引入的有机溶剂依法进行该项检查外，其他未在"残留溶剂"项下明确列出的有机溶剂或未在正文中列有此项检查的各品种，如生产过程中引入或产品中残留有机溶剂，均应按通则"残留溶剂测定法"检查并应符合相应溶剂的限度规定。

供直接分装成注射用无菌粉末的原料药，应按照注射剂项下相应的要求进行检查，并应符合规定。

各类制剂，除另有规定外，均应符合各制剂通则项下有关的各项规定。

5.【含量测定】项下规定的试验方法，用于测定原料及制剂中有效成分的含量，一般可采用化学、仪器或生物测定方法。

6.【类别】系按药品的主要作用与主要用途或学科的归属划分，不排除在临床实践的基础上作其他类别药物使用。

7. 制剂的【规格】，系指每一支、片或其他每一个单位制剂中含有主药的重量（或效价）或含量（%）或装量。注射液项下，如为"1ml：10mg"，系指 1ml 中含有主药 10mg；对于列有处方或标有浓度的制剂，也可同时规定装量规格。

8.【贮藏】项下的规定，系为避免污染和降解而对药品贮藏与保管的基本要求，以下列名词术语表示（表 2-2）。

表 2-2　药品贮藏与保管的术语

术　语	定　义
遮光	系指用不透光的容器包装，如棕色容器或黑纸包裹的无色透明、半透明容器
避光	系指避免日光直射
密闭	系指将容器密闭，以防止尘土及异物进入
密封	系指将容器密封以防止风化、吸潮、挥发或异物进入
熔封或严封	系指将容器熔封或用适宜的材料严封，以防止空气与水分的侵入并防止污染
阴凉处	系指不超过 20℃
凉暗处	系指避光并不超过 20℃
冷处	系指 2～10℃
常温	系指 10～30℃

除另有规定外,【贮藏】项下未规定贮藏温度的一般系指常温。

9. 制剂中使用的原料药和药用辅料，均应符合本版药典的规定；本版药典未收载者，必须制定符合药用要求的标准，并需经国务院药品监督管理部门批准。

同一原料药用于不同制剂（特别是给药途径不同的制剂）时，需根据临床用药要求制订相应的质量控制项目。

制剂生产使用的药用辅料，应符合现行国务院药品监督管理部门关于药用辅料管理的有关规定，以及药典四部药用辅料的有关要求。

药典收载的药用辅料标准是对在品种【类别】项下规定相应用途辅料的基本要求。

制剂生产企业使用的药用辅料即使符合本版药典药用辅料标准，也应进行药用辅料标准的适用性验证。

药用辅料标准适用性验证应充分考虑药用辅料的来源、工艺及制备制剂的特点、给药途径、使用人群，以及使用剂量等相关因素的影响。

药用辅料生产用原料，以及生产工艺应得到国家药品监督管理局的认可，药用辅料生产全过程中不得加入任何未经许可的物质成分。

在采用药典收载的药用辅料时，还应考虑制备制剂的给药途径、制剂用途、配方组成、使用剂量等其他因素对其安全性的影响。根据制剂的安全风险的程度，选择相应等级的药用辅料。特别是对注射剂、眼用制剂等高风险制剂，在适用性、安全性、稳定性等符合要求的前提下应尽可能选择供注射用级别的药用辅料。

采用本版药典收载的药用辅料对制剂的适用性及安全性等可能产生影响时，生产企业应根据制剂的特点，采用符合要求的药用辅料，并建立相应的药用辅料标准，经国务院药品监督管理部门批准后执行。

10. 采用本版药典规定的方法进行检验时应对方法的适用性进行确认。

11. 药典正文收载的所有品种，均应按规定的方法进行检验。如采用其他方法，应将该方法与规定的方法做比较实验，根据实验结果掌握使用，但在仲裁时仍以本版药典规定的方法为准。

12. 药典中规定的各种纯度和限度数值及制剂的重（装）量差异，系包括上限和下限两个数值本身及中间数值。规定的这些数值不论是百分数还是绝对数值，其最后一位数字都是有效位。

实验结果在运算过程中，可比规定的有效数字多保留一位数，而后根据有效数字的修约规则进舍至规定有效位。计算所得的最后数值或测定读数值均可按修约规则进舍至规定的有效位，取此数值与标准中规定的限度数值比较，以判断是否符合规定的限度。

13. 原料药的含量（%），除另有注明者外，均按重量计。如规定上限为100.0% 以上时，系指用药典规定的分析方法测定时可能达到的数值，它为药典规定的限度或允许偏差，并非真实含有量；如未规定上限时，系指不超过101.0%。

制剂的含量限度范围，系根据主药含量的多少、测定方法误差、生产过程不可避免偏差和贮藏期间可能产生降解的可接受程度而制定的，生产中应按标示量100%投料。如已知某一成分在生产或贮藏期间含量会降低，生产时可适当增加投料量，以保证在有效期内含量能符合规定。

14. 标准品与对照品系指用于鉴别、检查、含量测定的标准物质。标准品系指用于生物检定或效价测定的标准物质，其特性量值一般按效价单位（或 μg）计物质；对照品系指采用理化方法进行鉴别、检查或含量测定时所用的标准物质，其特性量值一般按纯度（%）计。

标准品与对照品的建立或变更批号，应与国际标准品或原批号标准品或对照品进行对比，并经过协作标定。然后按照国家药品标准物质相应的工作程序进行技术审定，确认其质量能够满足既定用途后方可使用。

标准品与对照品均应附有使用说明书，一般应标明批号、特性量值、用途、使用方法、贮藏条件和装量等。

标准品与对照品均应按其标签或使用说明书所示的内容使用或贮藏。

15. 实验用的计量仪器均应符合国家质量技术监督局的规定。

16. 药典采用的计量单位，具体如下。

(1) 法定计量单位名称和单位符号。

① 长度：米（m）、分米（dm）、厘米（cm）、毫米（mm）、微米（μm）、纳米（nm）。

② 体积：升（L）、毫升（ml）、微升（μl）。

③ 质（重）量：千克（kg）、克（g）、毫克（mg）、微克（μg）、纳克（ng）、皮克（pg）。

④ 物质的量：摩尔（mol）、毫摩尔（mmol）。

⑤ 压力：兆帕（MPa）、千帕（kPa）、帕（Pa）。

⑥ 温度：摄氏度（℃）。

⑦ 动力黏度：帕秒（Pa·s）、毫帕秒（mPa·s）。

⑧ 运动黏度：平方米每秒（m^2/s）、平方毫米每秒（mm^2/s）。

⑨ 波数：厘米的倒数（/cm）。

⑩ 密度：千克每立方米（kg/m^3）、克每立方厘米（g/cm^3）。

⑪放射性活度：吉贝可（GBq）、兆贝可（MBq）、千贝可（kBq）、贝可（Bq）。

(2) 药典使用的滴定液和试液的浓度，以 mol/L（摩尔/升）表示者，其浓度要求精密标定的滴定液用"×××滴定液（×××mol/L）"表示；作其他用途不需精密标定其浓度时，用"×××mol/L×××溶液"表示，以示区别。

(3) 有关的温度描述，一般以下列名词术语表示（表 2-3）。

表 2-3　温度术语

术　语	定　义
水浴温度	除另有规定外，均指 98～100℃
热水	系指 70～80℃
微温或温水	系指 40～50℃
室温（常温）	系指 10～30℃
冷水	系指 2～10℃
冰浴	系指约 0℃
放冷	系指放冷至室温

(4) 符号"%"表示百分比，系指重量的比例；但溶液的百分比，除另有规定外，系指溶液 100ml 中含有溶质若干克；乙醇的百分比，系指在 20℃时容量的比例。此外，根据需要可采用下列符号（表 2-4）。

表 2-4　溶液百分比（%）表示方法

符　号	定　义
%（g/g）	表示溶液 100g 中含有溶质若干克
%（ml/ml）	表示溶液 100ml 中含有溶质若干毫升
%（ml/g）	表示溶液 100g 中含有溶质若干毫升
%（g/ml）	表示溶液 100ml 中含有溶质若干克

(5) 缩写"ppm"表示百万分比，系指重量或体积的比例。

(6) 缩写"ppb"表示十亿分比，系指重量或体积的比例。

(7) 液体的滴，系在 20℃时，以 1.0ml 水为 20 滴进行换算。

(8) 溶液后标示的"（1→10）"等符号，系指固体溶质 1.0g 或液体溶质 1.0ml 加溶剂使其成 10ml 的溶液；未指明用何种溶剂时，均系指水溶液；两种或两种以上液体的混合物，名称间用半字线"–"隔开，其后括号内所示的"："符号，系指各液体混合时的体积（重量）比例。

(9) 药典所用药筛，选用国家标准的 R 40/3 系列，分等见表 2–5，粉末分等见表 2–6。

表 2–5　药筛国家标准 R 40/3 系列分等

筛　号	筛孔内径（平均值）	目　号
一号筛	2000μm ± 70μm	10 目
二号筛	850μm ± 29μm	24 目
三号筛	355μm ± 13μm	50 目
四号筛	250μm ± 9.9μm	65 目
五号筛	180μm ± 7.6μm	80 目
六号筛	150μm ± 6.6μm	100 目
七号筛	125μm ± 5.8μm	120 目
八号筛	90μm ± 4.6μm	150 目
九号筛	75μm ± 4.1μm	200 目

表 2–6　粉末分等

粉末分等	定　义
最粗粉	指能全部通过一号筛，但混有能通过三号筛不超过 20% 的粉末
粗粉	指能全部通过二号筛，但混有能通过四号筛不超过 40% 的粉末
中粉	指能全部通过四号筛，但混有能通过五号筛不超过 60% 的粉末
细粉	指能全部通过五号筛，并含能通过六号筛不少于 95% 的粉末
最细粉	指能全部通过六号筛，并含能通过七号筛不少于 95% 的粉末
极细粉	指能全部通过八号筛，并含能通过九号筛不少于 95% 的粉末

(10) 乙醇未指明浓度时，均系指 95%（ml /ml）的乙醇。

17. 计算分子量及换算因子等使用的原子量均按最新国际原子量表推荐的原子量。

18. 药典规定取样量的准确度和实验精密度。

(1) 实验中供试品与试药等"称重"或"量取"的量，均以阿拉伯数码表示，其精确度可根据数值的有效数位来确定，如称取"0.1g"，系指称取重量可为 0.06～0.14g；称取"2g"，系指称取重量可为 1.5～2.5g；称取"2.0g"，系指称取重量可为 1.95～2.05g；称取"2.00g"，系指称取重量可为 1.995～2.005g。

"精密称定"系指称取重量应准确至所取重量的 1/1000；"称定"系指称取重量应准确至所取重量的 1/100；"精密量取"系指量取体积的准确度应符合国家标准中对该体积移液管的精密度要求；"量取"系指可用量筒或按照量取体积的有效数位选用量具。取用量为"约"若干时，系指取用量不得超过规定量的 ±10%。

(2) 恒重，除另有规定外，系指供试品连续两次干燥或炽灼后称重的差异在 0.3mg 以下的重量；干燥至恒重的第二次及以后各次称重均应在规定条件下继续干燥 1h 后进行；炽灼至恒重的第二次称重应在继续炽灼 30min 后进行。

(3) 实验中规定"按干燥品（或无水物，或无溶剂）计算"时，除另有规定外，应取未经干燥（或未去水，或未去溶剂）的供试品进行实验，并将计算中的取用量按检查项下测得的干燥失重（或水分，或溶剂）扣除。

(4) 实验中的"空白试验"，系指在不加供试品或以等量溶剂替代供试液的情况下，按同法操作所得的结果；含量测定中的"并将滴定的结果用空白试验校正"，系指按供试品所耗滴定液的量（ml）与空白试验中所耗滴定液的量（ml）之差进行计算。

(5) 实验时的温度，未注明者，系指在室温下进行；温度高低对实验结果有显著影响者，除另有规定外，应以 25℃ ±2℃为准。

19. 实验用的试药，除另有规定外，均应根据通则试药项下的规定，选用不同等级并符合国家标准或国务院有关行政主管部门规定的试剂标准。试液、缓冲液、指示剂与指示液、滴定液等，均应符合通则的规定或按照通则的规定制备。

20. 实验用水，除另有规定外，均系指纯化水。酸碱度检查所用的水，均系指新沸并放冷至室温的水。

21. 酸碱性实验时，如未指明用何种指示剂，均系指石蕊试纸。

22. 动物实验所使用的动物应为健康动物，其管理应按国务院有关行政主管部门颁布的规定执行。动物品系、年龄、性别、体重等应符合药品检定要求。

随着药品纯度的提高，凡是有准确的化学和物理方法或细胞学方法能取代动物实验进行药品质量检测的，应尽量采用，以减少动物实验。

23. 药品说明书应符合《中华人民共和国药品管理法》及国务院药品监督管理部门对说明书的规定。

24. 直接接触药品的包装材料和容器应符合国务院药品监督管理部门的有关规定，均应无毒、洁净，与内容药品应不发生化学反应，并不得影响内容药品的质量。

25. 药品标签应符合《中华人民共和国药品管理法》及国务院药品监督管理部门对包装标签的规定，不同包装标签其内容应根据上述规定印制，并应尽可能多地包含药品信息。

26. 麻醉药品、精神药品、医疗用毒性药品、放射性药品、外用药品和非处方药品的说明书和包装标签，必须印有规定的标识。

第三节　常用标准溶液的配制与标定

一、溴标准溶液的配制与标定

配制：$C(1/6KBrO_3) = 0.1mol/L$

称取 3g 溴酸钾及 25g 溴化钾，溶于 1000ml 水中，摇匀。

标定：量取 30.00～35.00ml 配好的溴溶液 $[C(1/6KBrO_3) = 0.1mol/L]$，置于碘量瓶中，加 2g 碘化钾及 5ml 20% 盐酸溶液，摇匀。于暗处放置 5min。加 150ml 水，用硫代硫酸钠标准溶液 $[C(Na_2S_2O_3) = 0.1mol/L]$ 滴定，近终点时加 3ml 淀粉指示剂（5g/L），继续滴定至溶液蓝色消失。同样做空白试验。

计算：

$$C(1/6KBrO_3) = (V_1 - V_2) \times C_1/V$$

式中，V_1 为硫代硫酸钠标准溶液之用量（ml），V_2 为空白试验硫代硫酸钠标准溶液之用量（ml），C_1 为硫代硫酸钠标准溶液之物质的量浓度（mol/L），V 为溴溶液之用量（ml）。

二、溴酸钾标准溶液的配制与标定

配制：C（1/6 KBrO$_3$）=0.1mol/L

称取 3g 溴酸钾，溶于 1000ml 水中，摇匀。

标定方法及计算同溴标准溶液的标定及计算。

三、碘标准溶液的配制与标定

配制：C（1/2 I$_2$）= 0.1mol/L

称取 13g 碘及 35g 碘化钾，溶于 100ml 水中，稀释至 1000ml，摇匀，保存于棕色具塞瓶中。

标定：准确量取 20～25ml 碘液，加 50ml 水、30ml 0.1C（HCl）盐酸，摇匀，用 0.1C（Na$_2$S$_2$O$_3$）的 Na$_2$S$_2$O$_3$ 标准溶液滴定近终点（微黄色）时加 30ml 0.5% 淀粉指示剂，继续滴定至溶液蓝色消失为终点。

计算：

$$C（1/2I_2） = \frac{C_1 \times V_1}{V}$$

式中，V_1 为滴定消耗 Na$_2$S$_2$O$_3$ 标准溶液体积（ml）；C_1 为 Na$_2$S$_2$O$_3$ 标准溶液浓度（mol/L）；V 为吸取碘液体积（ml）。

四、硫酸标准溶液配制与标定

配制：量取规定体积的硫酸（表 2-7），缓缓注入 1000ml 水中，冷却，摇匀。

表 2-7 配制不同浓度硫酸标准溶液所需试剂的量

C（1/2H$_2$SO$_4$）（mol/L）	H$_2$SO$_4$（ml）	基准无水碳酸钠（g）	C（NaOH）（mol/L）
1	30	1.0	1
0.5	15	0.8	0.5
0.1	3	0.2	0.1

标定：称取上述规定的量于 270～300℃灼烧至恒重的基准无水碳酸钠，称准至 0.0001g。溶于 50ml 水中，加 10 滴溴甲酚绿 – 甲基红混合指示剂，用配好的硫酸溶液滴定至溶液由绿色变为暗红色，煮沸 2min，冷却后继续滴定至溶液

再呈暗红色。同样做空白试验。

计算：

$$C(1/2H_2SO_4) = m/[(V_1 - V_2) \times 0.05299]$$

式中，V_1 为硫酸之用量（ml），V_2 为空白试验硫酸之用量（ml），0.05299 为 1.0000ml 硫酸标准溶液相当的以克表示的无水碳酸钠的质量。

比较方法：量取 30.00～35.00ml 上述规定浓度的氢氧化钠标准溶液，加 50ml 无二氧化碳的水及 2 滴酚酞指示剂（10g/L），用配好的硫酸溶液滴定，近终点时加热至 80℃，继续滴定至溶液呈粉红色。

计算：

$$C(1/2H_2SO_4) = C_1 \times V_1 - V$$

式中，V_1 为氢氧化钠标准溶液之用量（ml），V 为硫酸之用量（ml），C_1 为氢氧化钠标准溶液之物质的量浓度（mol/L）。

五、氢氧化钠标准溶液的配制与标定

配制：称取 100g 氢氧化钠，溶于 100ml 水中，摇匀，注入聚乙烯容器，密闭放置至溶液清亮，用塑料管虹吸下述规定体积的上层清液（表 2-8），注入 1000ml 无二氧化碳的水中，摇匀。

表 2-8 配制不同浓度氢氧化钠标准溶液所需试剂的量

C（NaOH）（mol/L）	氢氧化钠饱和溶液（ml）	基准试剂邻苯二甲酸氢钾（g）	无二氧化碳的水（ml）	C（HCl）（mol/L）
1	52	6	80	1
0.5	26	3	80	0.5
0.1	5	0.6	50	0.1

标定：称取上述规定的量于 105～110℃烘至恒重的基准邻苯二甲酸氢钾（表 2-8），称准至 0.0001g。溶于上述规定体积的无二氧化碳的水中，加 2 滴酚酞指示剂（10g/L），用配好的氢氧化钠溶液滴定至粉红色，同样做空白试验。

计算：

$$C(\text{NaOH}) = m/[(V_1 - V_0) \times 0.2042]$$

式中，V_0 为空白试验氢氧化钠溶液之用量（ml），V_1 为氢氧化钠溶液之用量

（ml），0.2042 为 1.00ml 氢氧化钠标准溶液相当的以克表示的邻苯二甲酸氢钾的质量。

比较方法：量取 30.00～35.00ml 上述规定浓度的盐酸标准溶液，加 50ml 无二氧化碳的水及 2 滴酚酞指示剂（10g/L），用配好的硫酸溶液滴定，近终点时加热至 80℃，继续滴定至溶液呈粉红色。

计算：

$$C（NaOH）= V_1 \times C_1/V$$

式中，V_1 为盐酸标准溶液之用量（ml），V 为氢氧化钠溶液之用量（ml），C_1 为盐酸标准溶液之物质的量浓度（mol/L）。

六、盐酸标准溶液的配制与标定

配制：量取下述规定体积的盐酸（表 2-9），注入 1000ml 水中，摇匀。

表 2-9 配制不同浓度盐酸标准溶液所需试剂的量

C（HCl）（mol/L）	盐酸（ml）	基准无水碳酸钠（g）	C（NaOH）（mol/L）
1	90	1.6	1
0.5	45	0.8	0.5
0.1	9	0.2	0.1

标定：称取上述规定的量于 270～300℃灼烧至恒重的基准无水碳酸钠（表 2-9），称准至 0.0001g。溶于 50ml 水中，加 10 滴溴甲酚绿 – 甲基红混合指示剂，用配好的盐酸溶液滴定至溶液由绿色变为暗红色，煮沸 2min，冷却后继续滴定至溶液再呈暗红色。同样做空白试验。

计算：

$$C（HCl）= m/[（V_1 - V_2）\times 0.05299]$$

式中，V_1 为盐酸之用量（ml），V_2 为空白试验盐酸之用量（ml），0.05299 为与 1.0000ml 盐酸标准溶液相当的以克表示的无水碳酸钠的质量。

比较方法：量取 30.00～35.00ml 上述规定浓度的氢氧化钠标准溶液，加 50ml 无二氧化碳的水及 2 滴酚酞指示剂（10g/L），用配好的硫酸溶液滴定，近终点时加热至 80℃，继续滴定至溶液呈粉红色。

计算：

$$C(NaOH) = V_1 \times C_1/V$$

式中，V_1 为氢氧化钠标准溶液之用量（ml），V 为盐酸溶液之用量（ml），C_1 为氢氧化钠标准溶液之物质的量浓度（mol/L）。

七、碳酸钠标准溶液的配制与标定

配制：称取下述规定量的无水碳酸钠（表 2–10），溶于 1000ml 水中，摇匀。

表 2–10　配制不同浓度碳酸钠标准溶液所需试剂的量

$C(1/2Na_2CO_3)$（mol/L）	无水碳酸钠（g）	H_2O（ml）	$C(HCl)$（mol/L）
1	53	50	1
0.1	5.3	20	0.1

标定：量取 30.00～35.00ml 上述配好的碳酸钠溶液，加上述规定量的水，加 10 滴溴甲酚绿 – 甲基红混合指示剂，用上述规定浓度的盐酸标准溶液滴定至溶液由绿色变为暗红色，煮沸 2min，冷却后继续滴定至溶液再呈暗红色。

计算：

$$C(1/2Na_2CO_3) = V_1 \times C_1/V$$

式中，V_1 为盐酸标准溶液之用量（ml），V 为碳酸钠溶液之用量（ml），C_1 为盐酸标准溶液之物质的量浓度（mol/L）。

八、重铬酸钾标准溶液的配制与标定

配制：$C(1/6K_2Cr_2O_7) = 0.1mol/L$

称取 5g 重铬酸钾，溶于 1000ml 水中，摇匀。

标定：量取 30.00～35.00ml 配制好的重铬酸钾溶液，置于碘量瓶中，加 2g 碘化钾及 20ml 20% 硫酸溶液，摇匀，于暗处放置 10min。加 150ml 水，用硫代硫酸钠标准溶液［$C(Na_2S_2O_3) = 0.1mol/L$］滴定，近终点时加 3ml 淀粉指示剂（5g/L），继续滴定至溶液由蓝色变为亮绿色。同样做空白试验。

计算：

$$C(1/6K_2Cr_2O_7) = (V_1 - V_2) \times C_1/V$$

式中，V_1 为硫代硫酸钠标准溶液之用量（ml）；V_2 为空白试验硫代硫酸钠标准溶液之用量（ml）；C_1 为硫代硫酸钠标准溶液之物质的量浓度（mol/L）；V 为重铬酸钾溶液之用量（ml）。

九、硫代硫酸钠标准溶液的配制与标定

配制：C（$Na_2S_2O_3$）=0.1mol/L

称取 26g 硫代硫酸钠（$Na_2S_2O_3 \cdot 5H_2O$）或 16g 无水硫代硫酸钠，溶于 1000ml 水中，缓缓煮沸 10min，冷却，放置两周后过滤备用。

标定：称取 0.15g 于 120℃烘至恒重的基准重铬酸钾，称准至 0.0001g。置于碘量瓶中，溶于 25ml 水，加 2g 碘化钾及 20ml 20% 硫酸溶液，摇匀，于暗处放置 10min。加 150ml 水，用配好的硫代硫酸钠溶液［C（$Na_2S_2O_3$）=0.1mol/L］滴定，近终点时加 3ml 淀粉指示剂（5g/L），继续滴定至溶液由蓝色变为亮绿色。同样做空白试验。

计算：

$$C（Na_2S_2O_3）=m/[(V_1-V_2) \times 0.04903]$$

式中，V_1 为硫代硫酸钠标准溶液之用量（ml），V_2 为空白试验硫代硫酸钠标准溶液之用量（ml），0.04903 为与 1.00ml 硫代硫酸钠标准溶液相当的以克表示的重铬酸钾的质量。

比较方法：准确量取 30.00～35.00ml 碘标准溶液［C（1/2 I_2）= 0.1mol/L］，置于碘量瓶中，加 150ml 水，用配好的硫代硫酸钠标准溶液［C（$Na_2S_2O_3$）= 0.1mol/L］滴定，近终点时加 3ml 淀粉指示剂（5g/L），继续滴定至溶液蓝色消失。

同时做水所消耗碘的空白试验：取 250ml 水，加 0.05ml 碘标准溶液［C（1/2 I_2）= 0.1mol/L］及 3ml 淀粉指示剂（5g/L），用配好的硫代硫酸钠标准溶液［C（$Na_2S_2O_3$）= 0.1mol/L］滴定至溶液蓝色消失。

计算：

$$C（Na_2S_2O_3）=(V_1-0.05) \times C_1/(V-V_2)$$

式中，V_1 为碘标准溶液之用量（ml），C_1 为碘标准溶液之物质的量浓度（mol/L），V 为硫代硫酸钠溶液之用量（ml），V_2 为空白试验硫代硫酸钠溶液之用量（ml），0.05 为空白试验中加入碘标准溶液之用量（ml）。

十、硫酸亚铁铵标准溶液的配制与标定

配制：$C[(NH_4)_2Fe(SO_4)_2] = 0.1mol/L$

称取 40g 硫酸亚铁铵 $[(NH_4)_2Fe(SO_4)_2 \cdot 6H_2O]$ 溶于 300ml 20% 硫酸溶液中，加 700ml 水，摇匀。

标定：量取 30.00～35.00ml 配好的硫酸亚铁铵溶液 $C[(NH_4)_2Fe(SO_4)_2]=0.1mol/L$，加 25ml 无氧的水，用高锰酸钾标准溶液 $[C(1/5\ KMnO_4)=0.1mol/L]$ 滴定至溶液呈粉红色，保持 30s。

计算：

$$C[(NH_4)_2Fe(SO_4)_2] = V_1 \times C_1/V$$

式中，V_1 为高锰酸钾标准溶液之用量（ml），V 为硫酸亚铁铵溶液之用量（ml），C_1 为高锰酸钾标准溶液之物质的量浓度（mol/L）。

第四节　分析方法验证指导原则

根据《中华人民共和国药典（2020 年版）》，分析方法验证（analytical method validation）的目的是证明建立的方法适合于相应检测要求。在建立药品质量标准、变更药品生产工艺或制剂组分、修订原分析方法时，需对分析方法进行验证。方法验证的理由、过程和结果均应记载在药品质量标准起草说明或修订说明中。生物制品质量控制中采用的方法包括理化分析方法和生物学测定方法，其中理化分析方法的验证原则与化学药品基本相同，所以可参照本指导原则进行，但在进行具体验证时还需要结合生物制品的特点考虑；相对于理化分析方法而言，生物学测定方法存在更多的影响因素，因此本指导原则不涉及生物学测定方法验证的内容。

验证的分析项目有鉴别实验、杂质测定（限度或定量分析）、含量测定和特性参数（如药物溶出度、释放度等）。验证的指标有专属性、准确度、精密度（包括重复性、中间精密度和重现性）、检测限、定量限、线性、范围和耐用性。在分析方法验证中，须用标准物质进行实验。由于分析方法具有各自的特点，并随分析对象而变化，因此需要视具体情况拟订验证的指标。具体方法验证内容如下。

一、专属性

专属性系指在其他成分（如杂质、辅料等）可能存在下，采用的分析方法能正确测定出被测物的能力。鉴别反应、杂质检查和含量测定方法，均应考察其专属性。如方法专属性不强，应采用多种不同原理的方法予以补充。

1. 鉴别反应

应能区分可能共存的物质或结构相似的化合物。不含被测成分的供试品，以及结构相似或组分中的有关化合物，应均呈阴性反应。

2. 含量测定和杂质测定

采用的色谱法和其他分离方法，应附代表性图谱，以说明方法的专属性，并应标明各成分在图中的位置，色谱法中的分离度应符合要求。在杂质对照品可获得的情况下，对于含量测定，试样中可加入杂质或辅料，考察测定结果是否受干扰，并可与未加杂质或辅料的试样比较测定结果。对于杂质检查，也可向试样中加入一定量的杂质，考察各成分包括杂质之间能否得到分离。在杂质不能获得的情况下，可将含有杂质或降解产物的试样进行测定，与另一个经验证的方法或药典方法比较结果。也可用强光照射、高温、高湿、酸（碱）水解或氧化的方法进行加速破坏，以研究可能的降解产物和降解途径对含量测定和杂质测定的影响。含量测定方法应比对两种方法的结果，杂质检查应比对检出的杂质个数，必要时可采用光二极管阵列检测和质谱检测，进行峰纯度检查。

二、准确度

准确度系指用所建立方法测定的结果与真实值或参比值接近的程度，一般用回收率（％）表示。准确度应在规定的线性范围内实验。准确度也可由所测定的精密度、线性和专属性推算出来。

1. 化学药含量测定方法的准确度

原料药可用已知纯度的对照品或供试品进行测定，或用所测定结果与已知准确度的另一个方法测定的结果进行比较。制剂可在处方量空白辅料中，加入已知量被测物对照品进行测定。如不能得到制剂辅料的全部组分，可向待测制剂中加入已知量的被测物进行测定，或用所建立方法的测定结果与已知准确度的另一个方法测定结果进行比较。

2. 化学药杂质定量测定的准确度

可向原料药或制剂处方量空白辅料中加入已知量杂质对照品进行测定。如不能得到杂质对照品，可用所建立的方法测定结果与另一成熟的方法（如药典标准方法或经过验证的方法）进行比较。在不能测得杂质的校正因子或不能测得对主成分的相对校正因子的情况下，可用主成分的校正因子计算杂质含量，并应明确表明单个杂质和杂质总量相当于主成分的重量比（％）或面积比（％）。

3. 中药化学成分测定方法的准确度

可用已知纯度的对照品进行加样回收率测定，即向已知被测成分含量的供试品中再精密加入一定量的已知纯度的被测成分对照品，依法测定。用实测值与供试品中含有量之差，除以加入对照品量计算回收率。在加样回收试验中须注意对照品的加入量与供试品中被测成分含有量之和必须在标准曲线线性范围之内；加入的对照品的量要适当，过小则引起较大的相对误差，过大则干扰成分相对减少，真实性差。

4. 数据要求

在规定范围内，设计 3 种不同浓度，每种浓度分别制备 3 份供试品溶液进行测定，用 9 份样品的测定结果进行评价。对于化学药，应报告已知加入量的回收率（％），或测定结果平均值与真实值之差及其相对标准偏差或置信区间（置信度一般为 95%）；对于中药，应报告供试品取样量、供试品含有量、对照品加入量、测定结果和回收率（％）计算值，以及回收率（％）的相对标准偏差（RSD%）或置信区间。样品中待测定成分含量和回收率限度关系可见表 2–11。在基质复杂、组分含量低于 0.01% 及多成分等分析中，回收率限度可适当放宽。美国药典论坛 PF39（6）＜1200＞Requirements For Compendial Validation 中，准确度可接受标准：回收率 =100% ± 2 $C^{-0.1505}$%，其中 C 为待测定成分含量。

表 2–11 样品中待测成分含量和回收率限度

待测定成分含量			待测定成分质量分数（g/g）	回收率限度（%）
（%）	（ppm 或 ppb）	（mg/g 或 μg/g）		
100	—	1000mg/g	1.0	98～101
10	100 000ppm	100mg/g	0.1	95～102
1	10 000ppm	10mg/g	0.01	92～105
0.1	1000ppm	1mg/g	0.001	90～108
0.01	100ppm	100μg/g	0.0001	85～110

（续表）

待测定成分含量			待测定成分质量分数（g/g）	回收率限度（%）
（%）	（ppm 或 ppb）	（mg/g 或 μg/g）		
0.001	10ppm	10μg/g	0.00001	80～115
0.0001	1ppm	1μg/g	0.000001	75～120
0.000001	10ppb	0.01μg/g	0.00000001	70～125

三、精密度

精密度系指在规定的测定条件下，同一份均匀供试品，经多次取样测定所得结果之间的接近程度。精密度一般用偏差、标准偏差或相对标准偏差表示。在相同条件下，由同一位分析人员测定所得结果的精密度称为重复性；在同一个实验室，不同时间由不同分析人员用不同设备测定结果之间的精密度，称为中间精密度；在不同实验室由不同分析人员测定结果之间的精密度，称为重现性。含量测定和杂质的定量测定应考察方法的精密度。

1. 重复性

在规定范围内，取同一浓度（分析方法拟定的样品测定浓度，相当于100%浓度水平）的供试品，用至少测定6份的结果进行评价；或设计3种不同浓度，每种浓度分别制备3份供试品溶液进行测定，用9份样品的测定结果进行评价。采用9份测定结果进行评价时，浓度的设定应考虑样品的浓度范围。

2. 中间精密度

考察随机变动因素如不同日期、不同分析人员、不同仪器对精密度的影响，应进行中间精密度实验。

3. 重现性

国家药品质量标准采用的分析方法，应进行重现性实验，如通过不同实验室协同检验获得重现性结果。协同检验的目的、过程和重现性结果均应记载在起草说明中。应注意重现性实验所用样品质量的一致性及贮藏运输中的环境对该一致性的影响，以免影响重现性实验结果。

4. 数据要求

均应报告偏差、标准偏差、相对标准偏差或置信区间。样品中待测定成分含量和精密度 RSD 可接受范围参考见表 2–12（计算公式，重复性 $RSD_r = C^{-0.15}$；

重现性 $RSD_R = 2C^{-0.15}$，其中 C 为待测定成分含量），可接受范围可在给出数值 0.5～2 倍区间。在基质复杂、组分含量低于 0.01% 及多成分等分析中，精密度限度可适当放宽。

表 2-12　样品中待测定成分的含量与精密度可接受范围

待测定成分含量			待测定成分质量分数	重复性	重现性
(%)	(ppm 或 ppb)	(mg/g 或 μg/g)	(g/g)	(RSD$_r$%)	(RSD$_R$%)
100	–	1000mg/g	1.0	1	2
10	100 000ppm	100mg/g	0.1	1.5	3
1	10 000ppm	10mg/g	0.01	2	4
0.1	1000ppm	1mg/g	0.001	3	6
0.01	100ppm	100μg/g	0.0001	4	8
0.001	10ppm	10μg/g	0.00001	6	11
0.0001	1ppm	1μg/g	0.000001	8	16
0.000001	10ppb	0.01μg/g	0.00000001	15	32

引自 AOAC guidelines for Single Laboratory Validation of Chemical Methods for Dietary Supplements and Botanicals.

四、检测限

检测限（limit of detection，LOD）系指试样中被测物能被检测出的最低量。检测限仅作为限度实验指标和定性鉴别的依据，没有定量意义。常用的方法如下。

1. 直观法

用已知浓度的被测物，实验出能被可靠地检测出的最低浓度或量。

2. 信噪比法

用于能显示基线噪声的分析方法，即把已知低浓度试样测出的信号与空白样品测出的信号进行比较，计算出能被可靠地检测出的被测物质最低浓度或量。一般以信噪比为 3：1 或 2：1 时相应浓度或注入仪器的量确定检测限。

3. 基于响应值标准偏差和标准曲线斜率法

按照 $LOD = 3.3 \delta/S$ 公式计算。式中，LOD 为检测限，δ 为响应值的偏差，S 为标准曲线的斜率 δ 可以通过下列方法测得：①测定空白值的标准偏差；②标准曲线的剩余标准偏差或是截距的标准偏差来代替。

4. 数据要求

上述计算方法获得的检测限数据须用含量相近的样品进行验证。应附测定图谱，说明实验过程和检测限结果。

五、定量限

定量限（limit of quantitaion，LOQ）系指试样中被测物能被定量测定的最低量，其测定结果应符合准确度和精密度要求。对微量或痕量药物分析、定量测定药物杂质和降解产物时，应确定方法的定量限。常用的方法如下。

1. 直观法

用已知浓度的被测物，实验出能被可靠地定量测定的最低浓度或量。

2. 信噪比法

用于能显示基线噪声的分析方法，即将已知低浓度试样测出的信号与空白样品测出的信号进行比较，计算出能被可靠地定量的被测物质的最低浓度或量。一般以信噪比为 10∶1 时相应浓度或注入仪器的量确定定量限。

3. 基于响应值标准偏差和标准曲线斜率法

按照 $LOQ = 10\,\delta/S$ 公式计算。式中，LOQ 为定量限，δ 为响应值的偏差，S 为标准曲线的斜率。δ 可以通过下列方法测得：①测定空白值的标准偏差；②采用标准曲线的剩余标准偏差或是截距的标准偏差来代替。

4. 数据要求

上述计算方法获得的定量限数据须用含量相近的样品进行验证。应附测试图谱，说明测试过程和定量限结果，包括准确度和精密度验证数据。

六、线性

线性系指在设计的范围内，测定结果与试样中被测物浓度直接呈比例关系的程度。应在设计的范围内测定线性关系。可用同一对照品贮备液经精密稀释，或分别精密称取对照品，制备一系列对照品溶液的方法进行测定，至少制备 5 份不同浓度的供试样品。以测得的响应信号作为被测物浓度的函数作图，观察是否呈线性，再用最小二乘法进行线性回归。必要时，响应信号可经数学转换，再进行线性回归计算，或者可采用描述浓度 – 响应关系的非线性模型。

数据要求：应列出回归方程、相关系数和线性图（或其他数学模型）。

七、范围

范围系指分析方法能达到精密度、准确度和线性要求时的高低限浓度或量的区间。范围应根据分析方法的具体应用及其线性、准确度、精密度结果和要求确定。原料药和制剂含量测定，范围一般为测定浓度的 80%～120%；制剂含量均匀度检查，范围一般为测定浓度的 70%～130%，特殊剂型，如气雾剂和喷雾剂，范围可适当放宽；溶出度或释放度中的溶出量测定，范围一般为限度的 ±30%，如规定了限度范围，则应为下限的 –20% 至上限的 +20%；杂质测定，范围应根据初步实际测定数据，拟订为规定限度的 ±20%。如果含量测定与杂质检查同时进行，用峰面积归一化法进行计算，则线性范围应为杂质规定限度的 –20% 至含量限度（或上限）的 +20%。在中药分析中，对于有毒的、具特殊功效或药理作用的成分，其验证范围应大于被限定含量的区间。

八、耐用性

耐用性系指在测定条件有小变动时，测定结果不受影响的承受程度，为所建立的方法用于常规检验提供依据。开始研究分析方法时，就应考虑其耐用性。如果测定试条件要求苛刻，则应在方法中写明，并注明可以接受变动的范围，可以先采用均匀设计确定主要影响因素，再通过单因素分析等确定变动范围。典型的变动因素有被测溶液的稳定性、样品的提取次数、时间等。液相色谱法中典型的变动因素有流动相的组成和 pH、不同品牌或不同批号的同类型色谱柱、柱温、流速等。气相色谱法变动因素有不同品牌或批号的色谱柱、固定相、不同类型的担体、载气流速、柱温、进样口和检测器温度等。经试验，测定条件小的变动应能满足系统适用性实验要求，以确保方法的可靠性。

第五节 分析天平与容量分析仪器

一、分析天平的使用与维护

1. 将天平置于稳定的工作台上避免振动、气流及阳光照射。

2. 使用前调整水平仪的气泡至中间位置。

3. 使用前应适当预热约 30min。

4. 称量易挥发、具有腐蚀性的物品时要盛放在密闭的容器内，以免腐蚀和损害天平。

5. 经常对其进行校正或定期外校，保证其处于最佳状态。

6. 如天平出现故障应及时检修以防损坏天平和影响分析结果。

7. 不可超载使用。

8. 称量完毕后应及时清理天平里的垃圾或散落的样品。

9. 天平内为保证其干燥性应放置变色硅胶或其他干燥剂并及时更换。

10. 如暂时不使用时应收藏为好。

二、容量分析仪器的洗涤、校正与使用

在滴定分析中，用于准确测量溶液体积的玻璃仪器有滴定管、容量瓶和移液管。正确使用这些玻璃仪器，是滴定分析最基本的操作技术。

1. 滴定管

滴定管是滴定时用来准确测量流出的滴定剂体积的量器。常量分析用的滴定管容积为 50ml 和 25ml，最小分度值为 0.1ml，读数可估计到 0.01ml。实验室最常用的滴定管有两种：其下部带有磨口玻璃活塞的酸式滴定管（也称具塞滴定管）；另一种是碱式滴定管，它的下端连接橡皮软管，放玻璃珠，橡皮管下端再连尖嘴玻璃管。

酸式滴定管只能用来盛放酸性、中性或氧化性溶液，不能盛放碱液，磨口玻璃活塞会被碱性溶液腐蚀，放置久了会粘连住。碱式滴定管用来盛放碱液，不能盛放氧化性溶液（如 $KMnO_4$、I_2 或 $AgNO_3$ 等），避免腐蚀橡皮管。近年来又制成了聚四氟乙烯酸碱两用滴定管，其旋塞是用聚四氟乙烯材料做成的，耐腐蚀、不用涂油、密封性好。这里主要介绍前两种滴定管的洗涤和使用方法。

(1) 滴定管使用前的准备

① 滴定管的洗涤：无明显油污的滴定管，直接用自来水冲洗。若有油污，则用洗涤剂和滴定管刷洗涤，或直接用超声波洗涤器洗涤。洗涤后，先用自来水将管中附着的洗液冲净，再用蒸馏水洗几次。洗净的滴定管的壁应完全被水均匀润湿而不挂水珠。

② 活塞涂油和检漏：酸式滴定管使用前，应检查活塞转动是否灵活且不漏。如不符合要求，则取下活塞，用滤纸擦干净活塞及塞座。用手指蘸取少量（切勿过多）凡士林，在活塞大头端涂极薄的一层（注意远离活塞孔），在塞座小端涂少量，把活塞径直插入塞座，向同一方向转动活塞（不要来回转），直到从

外面观察到凡士林均匀透明为止。如果是滴定管的出口管尖堵塞，可先用水充满全管，将出口管尖浸入热水中，温热片刻后，打开活塞，使管的水流突然冲下，将溶化的油脂带出。最后用小孔胶圈套在玻璃旋塞小头槽，防止塞子滑出而损坏。

碱式滴定管使用前应检查橡皮管长度是否合适，是否老化变质。要求橡皮管玻璃珠的大小合适，能灵活控制液滴。如发现不合要求，应重新安装玻璃珠和橡皮管。滴定管使用之前必须严格检查，确保不漏。检查时，将酸式滴定管装满蒸馏水，把它垂直夹在滴定管架上，放置5min。观察管尖，是否有水滴滴下，活塞缝隙处是否有水渗出，若不漏，将活塞旋转180°，静置5min，再观察一次，无漏水现象即可使用。碱式滴定管只需装满蒸馏水直立5min，若管尖处无水滴滴下即可使用。检查发现漏液的滴定管，必须重新装配，直至不漏，滴定管才能使用。检漏合格的滴定管，需用蒸馏水洗涤3～4次。

③ 装入溶液和赶气泡：首先将操作溶液摇匀，使凝结在瓶壁上的液珠混入溶液。操作溶液应小心地直接倒入滴定管中，不能用其他容器（如烧杯、漏斗等）转移溶液。其次，在加满操作溶液之前，应先用少量此种操作溶液洗滴定管2～3次，以除去滴定管残留的水分，确保操作溶液的浓度不变。倒入操作溶液时，关闭活塞，用左手拇指、示指和中指持滴定管上端无刻度处，稍微倾斜，右手拿住细口瓶往滴定管中倒入操作溶液，让溶液沿滴定管壁缓缓流下。每次用约10ml操作溶液洗滴定管。用操作溶液洗滴定管时，要注意务必使操作溶液洗遍全管，并使溶液与管壁接触1～2min，每次都要冲洗滴定管出口管尖，并尽量放尽残留溶液。然后，关闭好酸式滴定管活塞，倒入操作溶液至"0"刻度以上为止。为使溶液充满出口管（不能留有气泡），在使用酸式滴定管时，右手拿滴定管上部无刻度处，滴定管倾斜约30°，左手迅速打开活塞使溶液冲出，从而可使溶液充满全部出口管。如出口管中仍留有气泡，可重复操作几次。如仍不能使溶液充满，可能是出口管部分未洗涤干净，必须重新洗涤。对于碱式滴定管应注意玻璃珠下方的洗涤。用操作溶液洗涤完后，将其装满溶液垂直地夹在滴定管架上，左手拇指和示指放在稍高于玻璃珠所在的部位，并使橡皮管向上弯曲，出口管斜向上，往一旁轻轻提高挤捏橡皮管，使溶液从管口喷出，再一边捏橡皮管，一边将其放直，这样可排除出口管的气泡，并使溶液充满出口管。注意，橡皮管放直再松开拇指和示指，否则出口管仍会有气泡。排尽气泡后，加入操作溶液使之在"0"刻度以上，再调节液面在0.00ml刻度处，备用。如液

面不在 0.00ml 时，则应记下初读数。

(2) 滴定管的使用

① 滴定管的操作：将滴定管垂直地夹于滴定管架上的滴定管夹上。

使用酸式滴定管时，用左手控制活塞，无名指和小指向手心弯曲，轻轻抵住出口管，拇指在前，示指和中指在后，手指略微弯曲，轻轻扣住活塞，手心空握。转动活塞时切勿向外（右）用力，以防顶出活塞，造成漏液。也不要过分往里拉，以免造成活塞转动困难，不能自如操作。

使用碱式滴定管时，左手拇指在前，示指、中指在后，三指尖固定住橡皮管中玻璃珠，挤橡皮管玻璃珠的外侧（以左手手心为主），使其与玻璃珠之间形成一条缝隙，从而放出溶液。注意不能捏玻璃珠下方的橡皮管，当松开手时空气进入而形成气泡，也不要用力捏玻璃珠，或使玻璃珠上下移动。

要能熟练自如地控制滴定管溶液流速的技术：a. 使溶液逐滴连续滴出；b. 只放出一滴溶液；c. 使液滴悬而未落（滴定管的管尖，在瓶靠下时即为半滴。工厂中，熟练的分析工快速旋转 1 周活塞也可为半滴）。

② 滴定操作：滴定通常在锥形瓶中进行，锥形瓶下垫白瓷板作背景，右手拇指、示指和中指捏住瓶颈，瓶底离瓷板 2～3cm。调节滴定管高度，使其下端伸入瓶口约 1cm。左手按前述方法操作滴定管，右手用手腕的力量摇动锥形瓶，使瓶液体逆时针方向做水平圆周运动，边滴加溶液边摇动锥形瓶（注意不要用大臂带动小臂摇，在整个滴定过程中，大臂始终处于放松状态。在整个滴定过程中，左手一直不能离开活塞使溶液自流。摇动锥形瓶时，要注意勿使溶液溅出、勿使瓶口碰滴定管口，也不要使瓶底碰白瓷板，不要前后振动。一般在滴定开始时，无可见的变化，滴定速度可稍快，一般为 10ml/min，即 3～4 滴 / 秒。滴定到一定时候，滴落点周围出现暂时性的颜色变化。在离滴定终点较远时，颜色变化立即消逝。临近终点时，变色甚至可以暂时地扩散到全部溶液，不过在摇动 1～2 次后变色完全消逝。此时，应改为滴 1 滴，摇几下。等到必须摇2～3 次后，颜色变化才完全消逝时，表示离终点已经很近。微微转动活塞使溶液在悬出口管嘴上形成半滴，但未落下，用锥形瓶壁将其沾下。然后将瓶倾斜把附于壁上的溶液洗入瓶中，再摇匀溶液。如此重复直至刚刚出现达到终点时出现的颜色而又不再消逝为止。一般 30s 不再变色即达到滴定终点。

每次滴定最好都从读数 0.00 开始，也可以从 0.00 附近的某一读数开始，这样在重复测定时，使用同一段滴定管，可减小误差，提高精密度。滴定完毕，弃去滴定管剩余的溶液，不得倒回原瓶。用自来水、蒸馏水冲洗滴定管，并装入蒸馏水到刻度以上，用一小玻璃管套在管口上，保存备用。

③ 滴定管读数：滴定开始前和滴定终了都要读取数值。读数时可将滴定管夹在滴定管夹上，也可以从管夹上取下，用右手拇指和示指捏住滴定管上部无刻度处，使滴定管自然下垂，两种方法都应使滴定管保持垂直。在滴定管中的溶液形成一个弯液面，无色或浅色溶液的弯液面下缘比较清晰，易于读数。读数时，使弯曲液面的最低点与分度线上边缘的水平面相切，视线与分度线上边缘在同一水平面上，以防止误差。因为液面是球面，改变眼睛的位置会得到不同的读数。

为了便于读数，可在滴定管后衬读数卡。读数卡可用黑纸或涂有黑长方形（约 3cm × 1.5cm）的白纸制成。读数时，手持读数卡就在滴定管背后，使黑色部分在弯液面下约 1mm 处，此时即可看到弯液面的反射层成为黑色，然后读此黑色弯液面下缘的最低点。在使用带有蓝色衬背的滴定管时，液面呈现三角交叉点，应读取交叉点与刻度相交之点的读数。颜色太深的溶液（如 $KMnO_4$、I_2 溶液等），弯曲液面很难看清楚，可读取液面两侧的最高点，此时视线应与该点成水平。必须注意，初读数与终点读数应采用同一读数方法。刚刚添加完溶液或刚刚滴定完毕，不要立即调整零点或读数，而应等 0.5～1min，以使管壁附着的溶液流下来，使读数准确可靠。读数须准确至 0.01ml。读取初读数前，若滴定管尖悬挂液滴时，应该用锥形瓶外壁将液滴沾去。在读取终读数前，如果出口管尖悬有溶液，此次读数不能取用。

2. 容量瓶

容量瓶是细颈梨形的平底玻璃瓶，带有玻璃磨口塞或塑料塞。颈上有标线，表示在所指温度下（一般为 20℃），当液体充满到标线时瓶液体体积。容量瓶主要用于配制标准溶液或试样溶液，也可以用于将一定量的浓溶液稀释成准确体积的稀溶液。通常有 25ml、50ml、100ml、250ml、500ml、1000ml 等数种规格。

(1) 容量瓶的准备：容量瓶在使用前应先检查瓶塞是否漏水，其方法是加自来水至标线附近，塞紧瓶塞。用示指按住塞子，将瓶倒立 2min。用干滤纸沿瓶口缝隙处检查看有无水渗出。如果不漏水，将瓶直立，旋转瓶塞 180°，塞紧，再倒立 2min，如仍不漏水，则可使用。检验合格的容量瓶应洗涤干净。洗涤方法、原则与洗涤滴定管相同。洗净的容量瓶壁应均匀润湿，不挂水珠，否则必须重洗。必须保持瓶塞与瓶子的配套，标以记号或用细绳、橡皮筋等把它系在瓶颈上，以防跌碎或与其他瓶塞混乱。

(2) 容量瓶的操作：由固体物质配制溶液时，准确称取一定量的固体物质，置于小烧杯中，加水或其他溶剂使其全部溶解（如果物质难溶，可盖上表面皿，加热溶解，但须放冷后才能转移），定量转移入容量瓶中。转移时，将玻璃棒伸入容量瓶中，使其下端靠在瓶颈壁，上端不要碰瓶口，烧杯嘴要紧靠玻璃棒，使溶液沿玻璃棒和壁流入。溶液全部转移后，将玻璃棒稍向上提起，同时使烧杯直立，将玻璃棒放回烧杯。用洗瓶蒸馏水吹洗玻璃棒和烧杯壁，将洗涤液也转移至容量瓶中。如此重复洗涤多次（至少 3 次）。完成定量转移后，加水至容量瓶容积的 3/4 左右时，将容量瓶摇动几周（勿倒转），使溶液初步混匀。然后把容量瓶平放在桌上，慢慢加水到接近标线 1cm 左右，等 1～2min，使黏附在瓶颈壁的溶液流下。用细长滴管伸入瓶颈接近液面处，眼睛平视标线，加水至弯曲液面最低点与标线相切。立即塞上干燥的瓶塞，正确握持容量瓶的姿势（对于容积小于 100ml 的容量瓶，只用左手操作即可），将容量瓶倒转，使气泡上升到顶。将容量瓶正立后，再次倒立振荡，如此重复 10～20 次，使溶液混合均匀。最后放正容量瓶，打开瓶塞，使其周围的溶液流下。重新塞好塞子，再倒立振荡 1～2 次，使溶液全部充分混匀。

注意不能用手掌握住瓶身，以免体温造成液体膨胀，影响容积的准确性。热溶液应冷却至室温后，才能注入容量瓶中，否则可造成瓶塞粘住，无法打开。配好的溶液如需保存，应转移到试剂瓶中，垫上纸片。容量瓶也不能加热，更不得在烘箱中烘烤。

3. 吸管

吸管是用来准确移取一定体积液体的玻璃量器。

(1) 分类：吸管分单标线吸管（移液管）和分度吸管（吸量管）两类。

单标线吸管，用来准确移取一定体积的溶液。吸管上部刻有一标线，此标线是按放出液体的体积来刻度的。常见的单标线吸管有 5ml、10ml、25ml、50ml 等规格。分度吸管是带有分刻度的移液管，用于准确移取所需不同体积的液体。单标线吸管标线部分管直径较小，准确度较高；分度吸管读数的刻度部分管直径较大，准确度稍差，因此当量取整数体积的溶液时，常用相应大小的单标线吸管而不用分度吸管。分度吸管在仪器分析中配制系列溶液时应用较多。

(2) 吸管的洗涤：洗涤前要检查吸管的上口和排液嘴，必须完整无损。吸管一般先用自来水冲洗，然后用铬酸洗液洗涤，让洗液布满全管，停放 1～2min，洗液放回原瓶。用洗液洗涤后，沥尽洗液，用自来水充分冲洗，再用蒸馏水洗 3 次。洗好的吸管必须达到壁与外壁的下部完全不挂水珠，将其放在干净的吸管架上。

(3) 吸管的操作：移取溶液前，先吹尽管尖残留的水，再用滤纸将吸管尖、外的水擦去，然后移取待取溶液洗涤 3 次，以确保所移取的操作溶液浓度不变。注意勿使溶液回流，以免稀释及污染溶液。移取待取溶液时，将吸管尖插入液面下 1~2cm。吸管尖不应伸入液面太深，以免管外壁黏附过多的溶液；也不应伸入太少，否则液面下降后吸空。当管液面借洗耳球的吸力而慢慢上升时，吸管尖应随着容器中液面的下降而下降。当管液面升高到刻度以上时，移去洗耳球，迅速用右手示指堵住管口（示指最好是潮而不湿），将管上提，离开液面。稍松右手示指（使示指的压力减小，注意不要离开管口），用右手拇指及中指轻轻捻转管身，使液面缓慢而平稳地下降，直到溶液弯液面的最低点与刻度上边缘相切，视线与刻度上边缘在同一水平面上，立即停止捻动并用示指按紧管口，保持容器壁与吸管口端接触，以除去吸附于吸管口端的液滴。取出吸管，立即插入承接溶液的器皿中，使容器倾斜而管直立，松开示指，让管溶液自由地顺壁流下，最后停靠 30s。在整个排放和等待过程中，流液口尖端和容器壁接触保持不动。对于单标线吸管，待液面下降到吸管尖后，需等待 15s 再取出吸管。

使用分度吸管移取溶液时，吸取溶液和调节液面至上端标线的操作与单标线吸管相同。放液时要用示指控制管口，使液面慢慢下降至所需刻度相切时，按住管口，随即将吸管从接受容器中移开。吸管用完后应立即用自来水冲洗，再用蒸馏水冲洗干净，放在吸管架上备用。

第六节　实验室安全卫生制度

在药物分析实验中，频繁使用水、电、煤气，经常使用腐蚀性、易燃、易爆或有毒的化学试剂，大量使用易损的玻璃仪器，常常使用电子仪器，有时还会使用高压气体钢瓶，为确保实验正常进行，保证实验人员的人身安全，在实验过程中，必须严格遵守以下实验室安全守则。

1.进入实验室，应着实验服、戴实验帽（长发者应将长发拢于实验帽内），进行具有一定危险性的实验（如氧瓶燃烧实验）时，应穿戴防护衣物（如防护眼镜、防护面具、防护口罩、防护手套）。

2. 严禁在实验室内饮食，吸烟；严禁将饮用水、食物带入实验室放置；严禁以实验用容器代替水杯、餐具使用；任何试剂、药品不能触及皮肤，固体药品应以药匙取用，不得用手抓取，任何试剂、药品不能直接闻味，不得入口尝试；实验完毕，必须洗净双手。

3. 进入实验室后应尽快熟悉实验室环境，确定水、电、煤气的阀门位置、掌握其开关方法。水、电、煤气一经使用完毕，应立即关闭水龙头、煤气开关，拔掉电插头。遇到停水时应立即关闭水龙头，以防来水后跑水。冷凝装置使用完毕后，应及时关闭冷却水。使用电器设备时，应特别仔细，切不可用潮湿的手或导电物品碰触电闸、电器开关及其他带电仪器。已经确定漏电的电器绝对不得使用，以免触电。电器或导线着火时，首先应立刻切断电源，再行灭火，灭火可采用沙、二氧化碳灭火器或干粉灭火器，禁止使用水或泡沫灭火器等导电液体灭火。离开实验室时，应再次确认已关闭水、电、煤气的开关。

4. 酒精灯应以火柴点燃，不得直接接火，以免酒精溢出引燃。点燃的火柴使用后立即熄灭。酒精灯使用完毕后，立刻用灯帽盖上，不得用口吹灭。用试管加热药品时，管口不准朝向任何人，以免药品喷出伤人。实验过程中万一发生火灾，不要惊慌，首先尽快切断电源或燃气源，再根据起火原因针对性灭火：①酒精及其他可溶于水的液体着火时，可用水灭火。②有机溶剂或油类着火时，绝对不能用水灭火，这反而会造成火势蔓延，应用沙土隔绝氧气扑灭火焰。③衣服着火时，切忌奔跑，应就地躺下滚动，同时用湿衣服在身上抽打灭火。如果发生烫伤，应在实验室简单处理后去医院医治。但严重者应立刻送医院治疗。

5. 使用浓酸、浓碱及其他具有强烈腐蚀性的试剂时，应特别小心，切勿溅在皮肤或衣服上，眼睛更应注意保护。

6. 一些有机溶剂（如乙醚、乙醇、丙酮、苯、三氯甲烷等）极易引燃，必须远离明火与热源（如电炉）。

7. 使用玻璃仪器时应注意轻拿经放，以免破损造成伤害。

第3章 基础训练实验

第一节 药物的鉴别实验

药物的鉴别实验是药品质量检验工作中的首要任务，根据药物的分子结构、理化性质，采用化学、物理化学或生物学的方法来判断药物的真伪。只有在药物鉴别无误的情况下，进行药物的杂质检查、含量测定等分析才有意义。药物的鉴别实验可分为一般鉴别实验和专属鉴别实验，前者是依据某一类药物的化学结构或理化性质的特征，通过化学反应来鉴别药物的真伪。对无机药物是根据其组成的阴离子和阳离子的特殊反应；对有机药物则采用典型的官能团反应。后者是根据每一种药物化学结构的差异及其所引起的物理化学特性不同，选用某些特有的灵敏的定性反应，来鉴别药物的真伪。药物的鉴别方法要求专属性强、再现性好、灵敏度高，以及操作简便、快速等。常用方法有化学法、光谱法、色谱法和生物学法。通常某一项鉴别实验，只能表示药物的某一特征，绝不能将其作为判断的唯一依据，同时，采用的方法也不一定是被检药物所唯有的专属实验。因此，药物的鉴别不是由一项实验就能完成的，而是采用一组试验项目来综合鉴定一个药物，以提高鉴别的专属性，力求结论正确无误。

一、一般鉴别实验

实验 1 丙二酰脲类的鉴别实验

【目的要求】

掌握巴比妥类药物的硝酸银鉴别实验和铜吡啶鉴别实验的原理及操作方法；熟悉不同巴比妥类药物反应结果的区别。

【仪器与试药】

(1) 主要仪器：电子秤（或架盘天平）、试管架与试管、10ml 量筒、牛角匙、漏斗与漏斗架、滤纸、称量纸、洗瓶。

(2) 试药：碳酸钠试液、硝酸银试液、吡啶溶液（1 → 10）、铜吡啶试液、无水乙醇、苯巴比妥（片）、司可巴比妥钠（胶囊）、注射用硫喷妥钠。

【实验方法】

鉴别（1）硝酸银反应：取苯巴比妥约 0.1g（或片剂细粉适量，加无水乙醇 10ml，充分振摇，滤过，滤液置水浴上蒸干），加碳酸钠试液 1ml 与水 10ml，振摇 2min，滤过，滤液中逐滴加入硝酸银试液，即生成白色沉淀，振摇，沉淀即溶解；继续滴加过量的硝酸银试液，沉淀不再溶解（图 3-1）。

鉴别（2）铜吡啶反应：取司可巴比妥钠（或胶囊内容物适量）约 50mg，加吡啶溶液（1→10）5ml，溶解后，加铜吡啶试液 1ml，即显紫色或生成紫色沉淀（图 3-2）。

鉴别（3）铜吡啶反应：取注射用硫喷妥钠约 0.1g，加吡啶溶液（1→10）10ml 使溶解，加铜吡啶试液 1ml，振摇，放置 1min，即生成绿色沉淀（图 3-2）。

【注意事项】

(1) 硝酸银反应中硝酸银试液的加入应采用逐滴滴加，仔细观察沉淀形成、溶解、再沉淀的过程。

(2) 铜吡啶反应中所用试剂有恶臭，注意取用后立即盖紧试剂瓶塞，实验完毕后将废液倒入指定容器，并及时洗净试管。

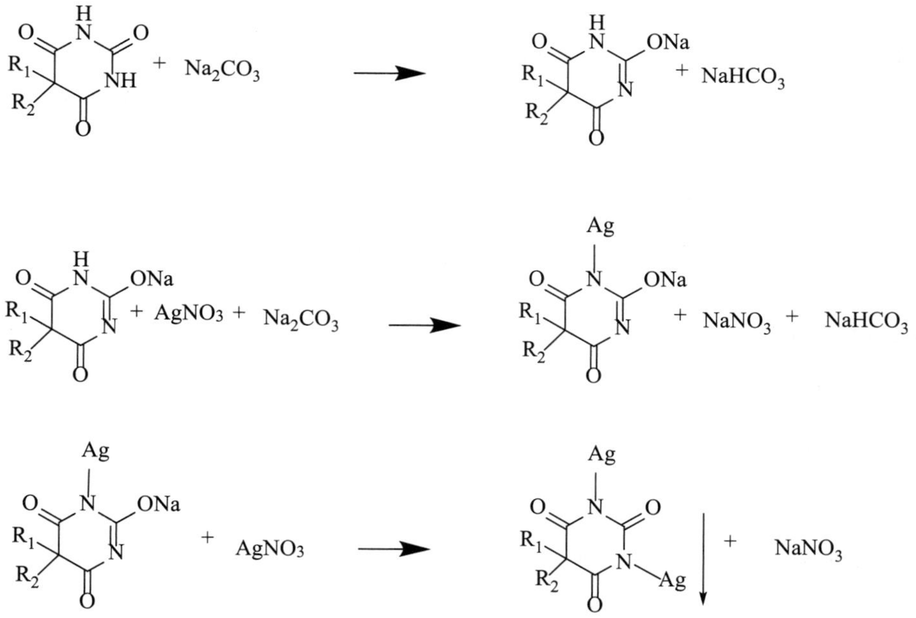

图 3-1 巴比妥类药物与硝酸银鉴别反应式

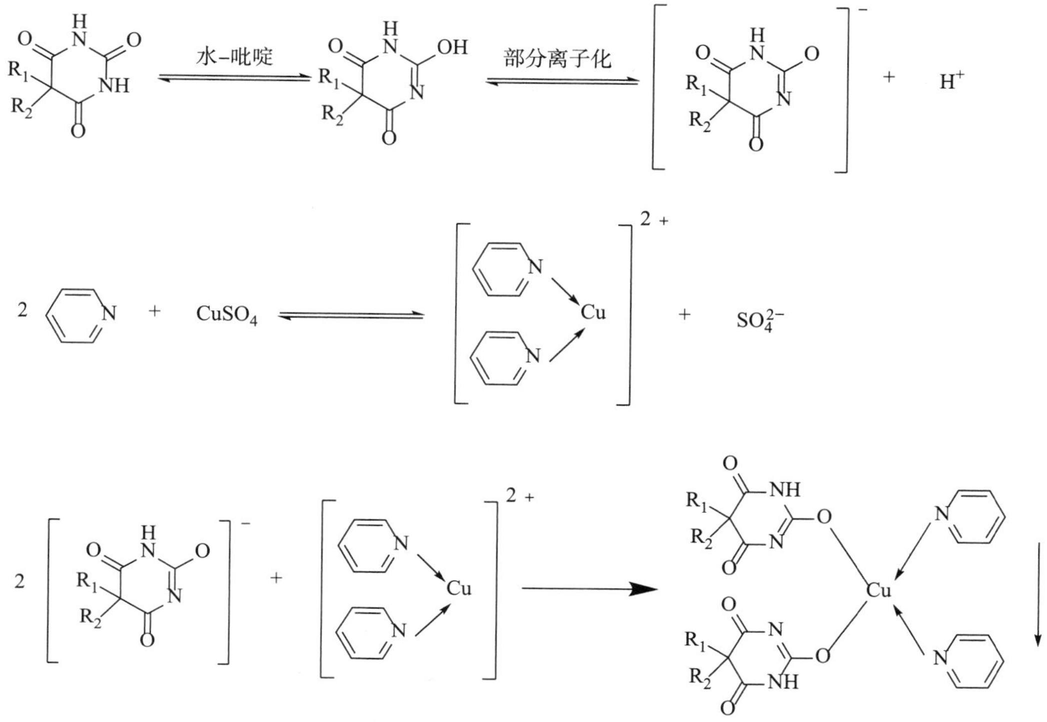

图 3-2 巴比妥类药物与铜吡啶鉴别反应式

【思考题】

(1) 硝酸银反应中，样品溶解后为什么要滤过？

(2) 在硝酸银反应中是否可以用氨试液或氢氧化钠试液来替代碳酸钠试液（可用实验验证）？

(3) 用铜吡啶反应对苯巴比妥、异戊巴比妥等其他巴比妥类药物进行鉴别时将产生怎样的结果？

实验 2 芳香第一胺的鉴别实验

【目的要求】

掌握芳香胺类药物的重氮化 - 偶合反应的原理及操作方法；熟悉氨基存在形式与鉴别实验条件或结果现象之间的区别。

【仪器与试药】

(1) 主要仪器：电子秤（或架盘天平）、试管架与试管、量筒（10ml、25ml）、研钵、牛角匙、漏斗与漏斗架、滤纸、称量纸、水浴锅、滴管、洗瓶、分液漏斗。

(2) 试药：稀盐酸、盐酸溶液（1 → 2）、0.1mol/L 亚硝酸钠溶液、亚硝酸钠试液、碱性 β– 萘酚试液、乙醇、三氯甲烷、盐酸普鲁卡因（注射液）、磺胺嘧啶片、对乙酰氨基酚（制剂）、奥沙西泮（片）。

【实验方法】

鉴别（1）芳伯氨基的直接反应：取盐酸普鲁卡因约 50mg（或相应量注射液），加稀盐酸 1ml，加 0.1mol/L 亚硝酸钠溶液数滴，滴加碱性 β– 萘酚试液数滴，生成橙黄至猩红色沉淀（图 3-3）。

鉴别（2）芳伯氨基的直接反应：取磺胺嘧啶片，研细，取细粉适量（约相当于磺胺嘧啶 0.1g），加稀盐酸 5ml，振摇使磺胺嘧啶溶解，滤过，取滤液，加 0.1mol/L 亚硝酸钠溶液数滴，滴加碱性 β– 萘酚试液数滴，生成橙黄至猩红色沉淀（图 3-3）。

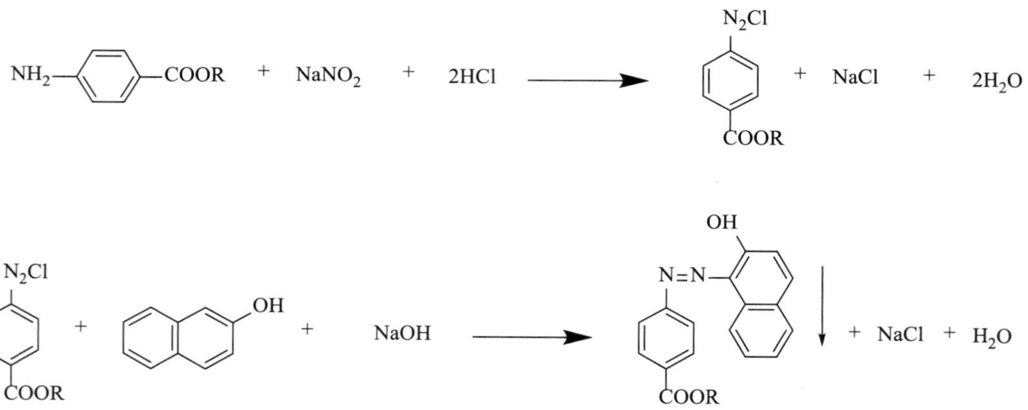

图 3-3　芳伯氨基的鉴别反应式

鉴别（3）潜在芳伯氨基的水解后反应：取对乙酰氨基酚约 0.1g（或相应量注射液），加稀盐酸 5ml，置水浴中加热 40min，放冷；取 0.5ml，滴加亚硝酸钠试液 5 滴，摇匀，用水 3ml 稀释后，加碱性 β– 萘酚试液 2ml，振摇，即显红色（图 3-4）。

若为对乙酰氨基酚片、胶囊、颗粒，则取适量（约相当于对乙酰氨基酚 0.5g），用乙醇 20ml 分次研磨使对乙酰氨基酚溶解，滤过，合并滤液，蒸干，残渣照对乙酰氨基酚项下方法试验，显相同的反应。

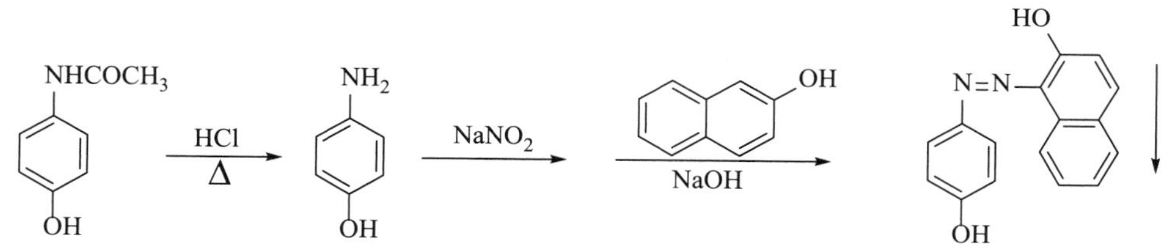

图 3-4 潜在芳伯氨基的水解后反应式

鉴别（4）潜在芳伯氨基的水解后反应：取奥沙西泮约 10mg，加盐酸溶液（1→2）15ml，缓缓煮沸，置冰水中冷却，加亚硝酸钠试液 4ml，用水稀释成 20ml，再置冰浴中，10min 后，滴加碱性 β-萘酚试液，即产生橙红色沉淀，放置色渐变暗（图 3-5）。

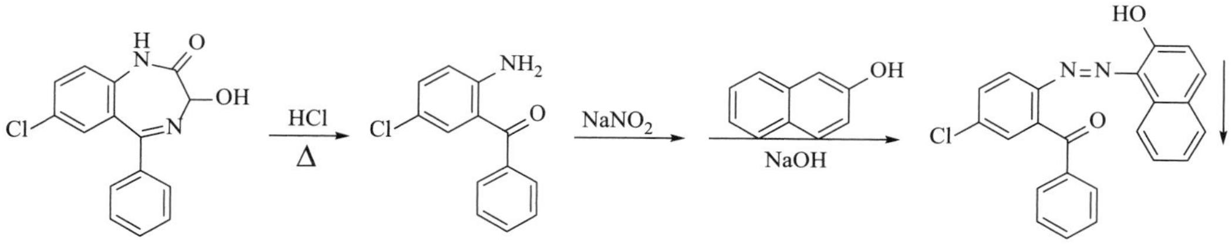

图 3-5 潜在芳伯氨基的水解后反应式

若为奥沙西泮片，则研细后取细粉适量（约相当于奥沙西泮 15mg），置分液漏斗中，加水 2ml，用三氯甲烷约 15ml 振摇提取，分取三氯甲烷层，在水浴上蒸干，残渣照奥沙西泮项下方法实验，显相同的反应。

【注意事项】

仔细观察和记录不同药物各步反应现象之间的区别，如重氮盐的颜色、最终偶氮染料的颜色或颜色变化等。

【思考题】

(1) 盐酸丁卡因有重氮化–偶合反应吗？为什么？如何与盐酸普鲁卡因区别？

(2) 与奥沙西泮同属苯并二氮杂䓬类的地西泮、氯氮䓬、硝西泮有重氮化–偶合反应吗？如有此反应，水解和反应条件有何不同，试根据结构进行分析。

实验 3　水杨酸盐与苯甲酸盐的鉴别实验

【目的要求】

掌握水杨酸类和苯甲酸类药物的三氯化铁反应原理、操作方法，以及结果现象的区别；熟悉其他含酚羟基药物的三氯化铁鉴别实验。

【仪器与试药】

(1) 主要仪器：电子秤（或架盘天平）、试管架与试管、量筒（10ml）、研钵、牛角匙、滤纸、称量纸、水浴锅、漏斗与漏斗架、洗瓶。

(2) 试药：三氯化铁试液、稀盐酸、新制 5% 碳酸氢钠溶液、乙醇、硫酸、水杨酸、苯甲酸钠、阿司匹林（片）、盐酸异丙肾上腺素注射液、盐酸四环素片。

【实验方法】

鉴别（1）水杨酸类的直接反应：取水杨酸的水溶液，加三氯化铁试液 1 滴，即显紫堇色（图 3-6）。

鉴别（2）水杨酸类的水解后反应：取阿司匹林约 0.1g（或片剂细粉适量），加水 10ml，煮沸，放冷，加三氯化铁试液 1 滴，即显紫堇色（图 3-6）。

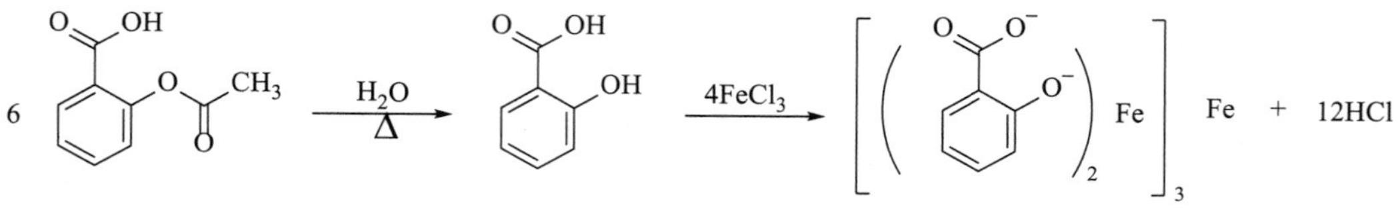

图 3-6　水杨酸类的鉴别反应式

鉴别（3）苯甲酸类：取苯甲酸钠约 0.5g，加水 10ml 溶解后，滴加三氯化铁试液，即生成赭色沉淀，再加稀盐酸，变为白色沉淀（图 3-7）。

鉴别（4）其他含酚羟基药物：取盐酸异丙肾上腺素注射液 2ml，加三氯化铁试液 2 滴，即显深绿色，滴加新制的 5% 碳酸氢钠溶液，即变蓝色，然后变成红色。

鉴别（5）其他含酚羟基药物：取盐酸四环素片细粉适量（约相当于盐酸四环素 25mg），加热乙醇 25ml，浸渍 20min 后滤过，滤液置水浴上蒸干，残渣加硫酸 2ml，即显深紫色，再加三氯化铁试液 1 滴，溶液变为红棕色。

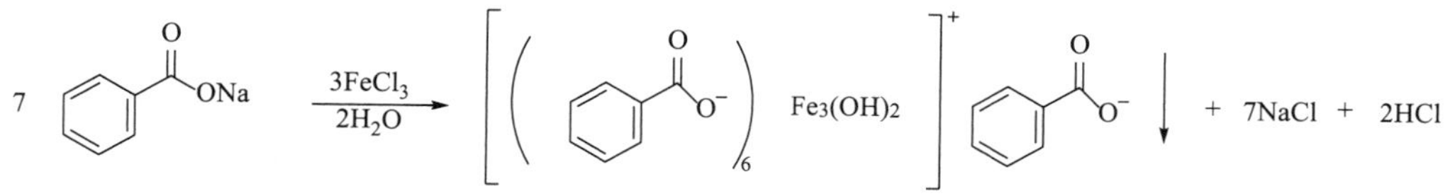

图 3-7 苯甲酸类的鉴别反应式

【注意事项】

(1) 盐酸异丙肾上腺素注射液鉴别中，5% 碳酸氢钠溶液要求新鲜配制。

(2) 盐酸四环素片鉴别中，乙醇滤液蒸干时用水浴，严禁直接置电炉上蒸干。

【思考题】

(1) 试举出数例能与三氯化铁反应的其他药物。

(2) 盐酸异丙肾上腺素鉴别试验中，碳酸氢钠溶液起何作用？是否可以用氨试液等其他碱性溶液代替（可用实验验证）？

实验 4 托烷生物碱类的鉴别实验

【目的要求】

掌握托烷生物碱类药物的 Vitali 反应原理、操作方法及结果现象的观察；熟悉片剂的前处理方法。

【仪器与试药】

(1) 主要仪器：电子秤（或架盘天平）、试管架与试管、量筒（10ml）、研钵、牛角匙、分液漏斗与漏斗架、滤纸、白瓷皿、水浴锅。

(2) 试药：氨试液、乙醚、发烟硝酸、乙醇、氢氧化钾、硫酸阿托品片。

【实验方法】

托烷生物碱类结构中的酯键水解后生成的莨菪酸，经发烟硝酸加热处理，转变为三硝基衍生物，再与乙醇和固体氢氧化钾作用，产生深紫色的醌型产物，即为 Vitali 反应（图 3-8）。

取本品的细粉适量（约相当于硫酸阿托品 1mg），置分液漏斗中，加氨试液约 5ml，混匀，用乙醚 10ml 振摇提取后，分取乙醚层，置白瓷皿中，挥尽乙醚后，加发烟硝酸 5 滴，置水浴上蒸干，得黄色残渣，放冷，加乙醇 2~3 滴湿润，加固体氢氧化钾一小粒，即显深紫色。

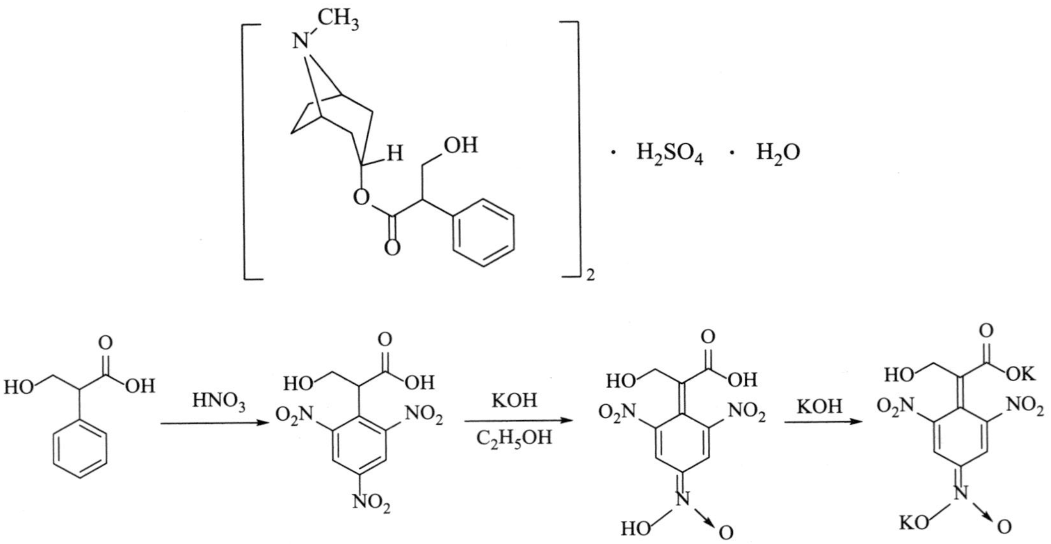

图 3-8 硫酸阿托品结构式及 Vitali 反应式

【注意事项】

乙醚易燃，宜采用自然挥尽的方法除去乙醚，切勿直火加热。

【思考题】

(1) 请列举出其他具有 Vitali 反应的托烷生物碱类药物。

(2) 氢溴酸后马托品是否具有 Vitali 反应，试比较后马托品与其他托烷生物碱类结构的差异？

二、专属鉴别试验

实验5 典型药物的专属鉴别实验

【目的要求】

掌握苯巴比妥、异烟肼、硫酸奎宁、维生素 B_1 和硫酸链霉素的特征鉴别实验的反应原理、操作方法及结果现象的观察。

【仪器与试药】

(1) 主要仪器：电子秤（或架盘天平）、试管架与试管、量筒（10ml、25ml）、研钵、牛角匙、漏斗与漏斗架、滤纸、玻璃棒、水浴锅、电炉。

(2) 试药：无水乙醇、硫酸、亚硝酸钠、甲醛试液、氨制硝酸银试液、稀硫酸、溴试液、氨试液、氢氧化钠试液、铁氰化钾试液、正丁醇、0.1% 8-羟基喹啉的乙醇溶液、次溴酸钠试液、硫酸铁铵溶液、苯巴比妥（片）、异烟肼（片）、硫酸奎宁（片）、维生素 B_1（片）、硫酸链霉素。

【实验方法】

实验用药结构式见图 3-9。

(1) 苯巴比妥（Phenobarbital）的特征鉴别试验

鉴别①：取苯巴比妥约 10mg（或片剂细粉适量，加无水乙醇 10ml，充分振摇，滤过，滤液置水浴上蒸干），加硫酸 2 滴与亚硝酸钠约 5mg，混合，即显橙黄色，随即转橙红色。

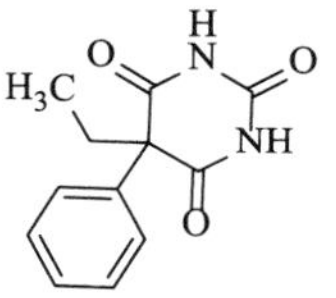

($C_{12}H_{12}N_2O_3$ 232.34)

苯巴比妥

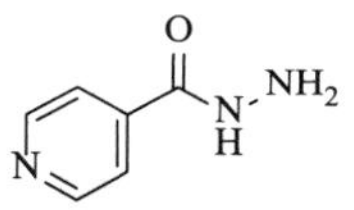

($C_6H_7N_3O$ 137.14)

异烟肼

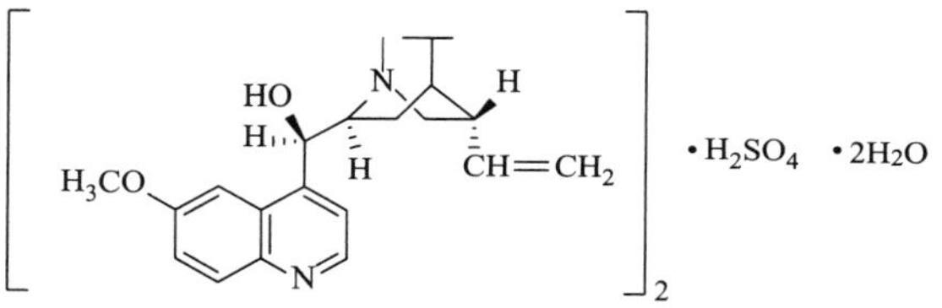

[$(C_{20}H_{24}N_2O_2)_2 \cdot H_2SO_4 \cdot 2H_2$ O782.96]

硫酸奎宁

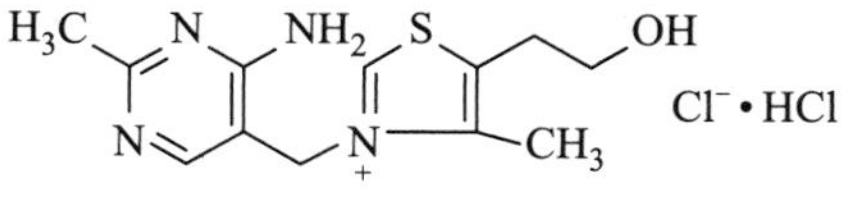

($C_{12}H_{17}ClN_4OS \cdot HCl$ 337.27)

维生素 B_1

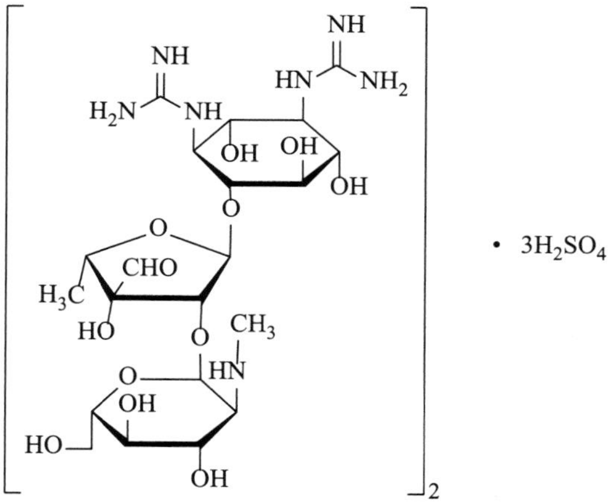

[$(C_{21}H_{39}N_7O_{12})_2 \cdot 3H_2SO_4$ 1457.40]

硫酸链霉素

图 3-9　实验用药结构式

鉴别②：取苯巴比妥约 50mg（或片剂细粉适量，加无水乙醇 10ml，充分振摇，滤过，滤液置水浴上蒸干），置试管中，加甲醛试液 1ml，加热煮沸，冷却，沿管壁缓缓加硫酸 0.5ml，使成两液层，置水浴中加热。接界面显玫瑰红色。

(2) 异烟肼（Isoniazid）的特征鉴别试验：取异烟肼约 10mg，置试管中，加水 2ml 溶解后（或片剂细粉适量，约相当于异烟肼 0.1g，加水 10ml，振摇，滤过，取滤液），加氨制硝酸银试液 1ml，即发生气泡与黑色浑浊，并在试管壁上生成银镜。

(3) 硫酸奎宁（Quinine sulfate）的特征鉴别试验

鉴别①：取硫酸奎宁约 20mg，加水 20ml 溶解后，分取溶液 10ml（或取除去包衣后的片剂细粉适量，约相当于硫酸奎宁 50mg，加水 5ml，振摇，滤过，分取部分滤液），加稀硫酸使成酸性，即显蓝色荧光。

鉴别②：取鉴别①项剩余的溶液 5ml，加溴试液 3 滴与氨试液 1ml，即显翠绿色。

(4) 维生素 B_1（Vitamin B_1）的特征鉴别反应：取维生素 B_1 约 5mg（或片剂细粉适量，加水搅拌，滤过，滤液蒸干），加氢氧化钠试液 2.5ml 溶解后，加铁氰化钾试液 0.5ml 与正丁醇 5ml，强力振摇 2min，放置使分层，上面的醇层显强烈的蓝色荧光；加酸使成酸性，荧光即消失；再加碱使成碱性，荧光又显出。

(5) 硫酸链霉素（Streptomycin Sulfate）的特征鉴别反应

鉴别①：取本品约 0.5mg，加水 4ml 溶解后，加氢氧化钠试液 2.5ml 与 0.1% 8-羟基喹啉的乙醇溶液 1ml，放冷至约 15℃，加次溴酸钠试液 3 滴，即显橙红色。

鉴别②：取本品约 20mg，加水 5ml 溶解后，加氢氧化钠试液 0.3ml，置水浴上加热 5min，加硫酸铁铵溶液（取硫酸铁铵 0.1g，加 0.5mol/L 硫酸溶液 5ml 使溶解）0.5ml，即显紫红色。

【注意事项】

(1) 苯巴比妥的鉴别①：使用的试管必须洁净干燥，若有水分，结果现象不明显。

(2) 苯巴比妥的鉴别②：在加硫酸后不要振摇，轻轻垂直试管后置水浴加热。适当多加些硫酸可使接界面产生环状玫瑰红色。

(3) 维生素 B_1 的鉴别：碱量必须足够，否则不易出现荧光。

【思考题】

(1) 请分别列出上述鉴别反应的反应名称或反应方程式。

(2) 同属氨基糖苷类药物的硫酸庆大霉素是否具有与链霉素类似的反应？

第二节　药物的杂质检查

药物中的杂质是指在按既定工艺进行生产和正常贮藏过程中可能含有或产生的无治疗作用或影响药物稳定性、疗效，甚至对人体健康有害的物质。根据杂质的来源和性质可分为有机杂质、无机杂质及残留溶剂。有机杂质主要为工艺中引入的杂质（如合成原料及试剂、中间体、副产物等）和降解产物，一般统称为有关物质；无机杂质是指在原料药及制剂生产或传递过程中产生的杂质，如氯化物、硫酸盐、铁盐、重金属、砷盐、炽灼残渣、水分等一般杂质，以及反应试剂、催化剂等；残留溶剂是指在原料药及制剂生产过程中使用的但未能完全除去的有机溶剂，一般具有已知的毒性。杂质检查的原理主要是利用药物与杂质在理化性质上的差异，选用合适的分析方法进行测定，常用的分析方法有化学法、光谱法、色谱法等。有机杂质的检查普遍采用具有分离分析功能的色谱法，如 HPLC 法、TLC 法、GC 法、LC-MS 法、毛细管电泳法等；无机杂质和残留溶剂的检查通常按药典收载的方法进行测定。

一、药物中一般杂质的检查

实验 6　葡萄糖中一般杂质的检查

【目的要求】

掌握药物中一般杂质检查的原理、实验方法及限量计算，熟悉一般杂质检查的目的和意义。

【仪器与试药】

(1) 主要仪器：纳氏比色管及比色管架、检砷装置、电热恒温干燥箱、干燥器、扁形称量瓶、高温炉（马弗炉）、坩埚与坩埚钳、架盘药物天平（或电子秤）、分析天平、移液管、刻度吸管等。

(2) 试药：氯化钠标准溶液、硫酸钾标准溶液，铁标准溶液、铅标准溶液、砷标准溶液、硝酸银、氯化钡、硫氰酸铵、硫代乙酰胺、碘化钾、酸性氯化亚锡、溴化钾溴试液、无砷锌粒、醋酸铅棉花、溴化汞试纸、葡萄糖。

【实验方法】

(1) 氯化物检查：取葡萄糖 0.60g，置 50ml 纳氏比色管中，加水溶解使成约 25ml，再加稀硝酸 10ml，溶液如不澄清，应滤过（用滤纸滤过时，可预先用含有硝酸的水洗净滤纸中的氯化物后再过滤），加水使成约 40ml，摇匀，即得供试品溶液。另取标准氯化钠溶液（10μg Cl⁻/ml）6.0ml，置 50ml 纳氏比色管中，加稀硝酸 10ml，加水使成约 40ml，摇匀，即得对照溶液。于供试品溶液和对照溶液中，分别加入硝酸银试液 1.0ml，用水稀释至 50ml，摇匀，在暗处放置 5min，同置黑色背景上，从比色管上方向下观察，供试品溶液的浊度不得比对照溶液更浓（0.01%）。

(2) 硫酸盐检查：取葡萄糖 2.0g，置 50ml 纳氏比色管中，加水溶解使成约 40ml（溶液如不澄清，应滤过），加稀盐酸 2ml，摇匀，即得供试品溶液。另取标准硫酸钾溶液（100μg SO₄²⁻/ml）2.0ml，置 50ml 纳氏比色管中，加水使成约 40ml，加稀盐酸 2ml，摇匀，即得对照溶液。于供试品溶液与对照溶液中，分别加入 25% 氯化钡溶液 5ml，用水稀释至 50ml，充分摇匀，放置 10min，同置黑色背景上，从比色管上方向下观察，供试品溶液的浊度不得比对照溶液更浓（0.01%）。

(3) 铁盐检查：取葡萄糖 2.0g，置 50ml 烧杯中，加水 20ml 溶解后，加硝酸 3 滴，缓缓煮沸 5min，放冷，转移入 50ml 纳氏比色管中，加水稀释使成 45ml，加硫氰酸铵溶液（30 → 100）3.0ml，再加水适量稀释成 50ml，摇匀，如显色，与标准铁溶液（10μg Fe/ml）2.0ml 用同一方法制成的对照液比较，不得更深（0.001%）。

(4) 重金属检查：取 25ml 纳氏比色管三支，甲管中加标准铅溶液（10μg Pb/ml）一定量与醋酸盐缓冲液（pH 3.5）2ml 后，加水或各品种项下规定的溶剂稀释成 25ml；取葡萄糖 4.0g，置于乙管中，加水适量溶解后，加醋酸盐缓冲液（pH 3.5）2ml，用水稀释至 25ml；丙管中加入与乙管相同量的供试品，加水适量使溶解，再加入与甲管相同量的标准铅溶液与醋酸盐缓冲液（pH 3.5）2ml 后，用水稀释成 25ml。若供试品溶液带颜色，可在甲管中滴加少量的稀焦糖溶液或其他无干扰的有色溶液，使之与乙管、丙管一致；再在甲、乙、丙三管中分别加硫代乙酰胺试液各 2.0ml，摇匀，放置 2min，同置白纸上，自上向下透视，当丙管中显示的颜色不浅于甲管时，乙管中显示的颜色与甲管比较，不得更深（含重金属不得超过 5/100 万）。

(5) 砷盐检查

① 检砷装置的准备：取 60mg 醋酸铅棉花，撕成疏松状，用细玻棒轻轻而均匀地装入导气管中，装管高度为 60～80mm。用镊子取出一片溴化汞试纸，置导气管顶端平面上，盖住孔径，旋紧旋塞。

② 测定方法：取葡萄糖 2.0g 置检砷瓶中，加水 5ml 溶解后，加稀硫酸 5ml 与溴化钾溴试液 0.5ml，置水浴上加热约 20min，使保持稍过量的溴存在，必要时，再补加溴化钾溴试液适量，并随时补充蒸散的水分，放冷，加盐酸 5ml 与水适量使成 28ml，加碘化钾试液 5ml 与酸性氯化亚锡试液 5 滴，在室温放置 10min 后，加锌料粒 2g，迅速将已置有醋酸铅棉花及溴化汞试纸的导气管密塞于瓶口上，并将检砷瓶置 25～40℃的水浴中反应 45min。取出溴化汞试纸，将生成的砷斑与规定量标准砷溶液制成的标准砷斑比较，颜色不得更深（0.0001%）。

③ 标准砷斑的制备：精密量取标准砷溶液（1μg As/ml）2ml，置另一检砷瓶中，照上述方法同法处理后，依法制备标准砷斑。

(6) 干燥失重：取葡萄糖约 1g，置与供试品同样条件下干燥至恒重的扁形称量瓶中，使供试品平铺于瓶底，厚度不超过 5mm，加盖，精密称定。将称量瓶放入洁净的培养皿中，瓶盖半开或置瓶旁，放入 (105 ± 2)℃干燥箱中干燥。取出时，须将称量瓶盖好，置干燥器内放冷至室温（一般需 30～60min），精密称定重量。再于 (105 ± 2)℃干燥箱中干燥至恒重，即得（在干燥器内放置时间和称量顺序应与空称量瓶恒重一致）。减失重量不得超过 9.5%。

(7) 炽灼残渣：取本品 1.0～2.0g，置与供试品同样条件下炽灼至恒重的坩埚中，精密称定。置于通风柜内的电炉上缓缓灼烧至完全炭化（检品全部成黑色，并不冒浓烟），放冷至室温。滴加硫酸 0.5～1ml 使炭化物全部湿润，继续在电炉上低温加热至硫酸蒸气除尽，白烟完全消失后，置高温炉内，将坩埚盖斜盖于坩埚上，于 700～800℃炽灼使完全灰化。待温度降至约 300℃时取出坩埚，置适宜的干燥器内，迅速盖好坩埚盖，放冷至室温（一般约需 60min），精密称定。再于 700～800℃炽灼至恒重，即得。所得炽灼残渣不得超过 0.1%。

【注意事项】

(1) 对照法进行杂质的限量检查应遵循平行原则，即比色管的配对性和供试品与对照品的同步操作。供试品与对照品应在完全相同的条件下反应，如加入试剂及顺序、反应的温度、反应的时间等均应相同。

(2) 比色、比浊操作，一般均在纳氏比色管中进行，因此在选用比色管时，必须注意使样品管与标准管的体积相等，管上的刻度高低应一致，如有差别，相差不得超过 2mm；玻璃色泽应一致，最好不带任何颜色。使用过的比色管应及时清洗，比色管可用铬酸洗液浸泡洗涤，不能用毛刷刷洗，以免管壁划出条痕影响比色或比浊。比色、比浊时应采用旋摇的方法使比色管内液体充分混匀。用于氯化物检查后的比色管不能直接用自来水冲洗，以免自来水中大量氯离子与剩余硝酸银作用，形成氯化银沉淀吸附在管壁上，影响比色管的光洁度。

(3) 一般情况下可取 1 份供试品进行检查，如结果不符合规定或在限度边缘时，应对供试品和对照品各复检 2 份，方可判定。干燥失重在 1.0% 以下的品种可只做 1 份，1.0% 以上的品种应同时做平行试验 2 份。

(4) 葡萄糖中铁盐检查时，供试品溶液加硝酸煮沸时，应注意防止暴沸，必要时补充适量水。且对照液与供试液应同法操作。

(5)《中华人民共和国药典》收载的药品标准中均未列出重金属检查时标准铅溶液的取用量，因此实验前必须根据药品取样量和重金属限量自行计算应取标准铅溶液的体积。

(6) 砷盐检查时应选择配对的检砷装置，导气管的长短、内径一定要相同，以免生成的砷斑大小不同，影响砷斑的比较。砷斑遇光、热、湿气即变浅或褪色，因此砷斑制成后应立即观察比较。供试品溶液中加稀硫酸和溴化钾溴试液的作用是进行有机破坏，使砷游离。20min 内要保持稍过量的溴存在，溶液呈黄色，20min 后应将过量溴除尽，使溶液无色。

(7) 炽灼残渣检查中，恒重操作条件，包括所用的干燥器、坩埚钳、坩埚置于高温炉内位置、干燥器内放置时间、称量天平、所用砝码等，必须一致。当拿取高温炉内坩埚时，应先将坩埚钳在炉门口预热，再与坩埚接触。取出的坩埚切勿靠壁放置，应置于干燥器的中间，以免干燥器骤遇热而炸裂，并切忌高温坩埚接触干燥器内干燥剂或纸张，以免坩埚底部吸附异物影响恒重结果。高温炉操作应严格按照规程，注意安全。

【思考题】

(1) 重金属检查中应取多少毫升的标准铅溶液？解释重金属检查中"丙管"的作用。

(2) 简述砷盐检查中"碘化钾、氯化亚锡、醋酸铅棉花、锌粒、溴化汞试纸"的作用。

(3) 什么叫"恒重"？

(4) 若炽灼残渣需留做重金属检查，则炽灼温度宜控制在多少范围？

实验 7　注射液中重金属的检查

【目的要求】

进一步掌握重金属检查原理与实验方法，掌握注射液中重金属限度的不同计算方法。

【仪器与试药】

(1) 主要仪器：架盘药物天平（或电子秤）、纳氏比色管、纳氏比色管架、牛角匙、移液管、量筒（10ml）、电炉。

(2) 试药：标准铅溶液、醋酸盐缓冲液、稀焦糖溶液、硫代乙酰胺试液、氯化钠注射液、葡萄糖氯化钠注射液。

【实验方法】

(1) 氯化钠注射液中重金属检查：取 25ml 纳氏比色管 3 支，甲管中加标准铅溶液（10μg Pb/ml）一定量与醋酸盐缓冲液（pH 3.5）2ml 后，加水稀释成25ml。取本品 50ml，蒸发至约 20ml，放冷，置乙管中，加醋酸盐缓冲液（pH 3.5）2ml 与水适量使成 25ml。丙管中加入与乙管相同量的供试品，同法处理，再加入与甲管相同量的标准铅溶液与醋酸盐缓冲液（pH 3.5）2ml 后，用水稀释成 25ml。若供试品溶液带颜色，可在甲管中滴加少量的稀焦糖溶液或其他无干扰的有色溶液，使之与乙管、丙管一致；再在甲、乙、丙三管中分别加硫代乙酰胺试液各 2.0ml，摇匀，放置 2min 同置白纸上，自上向下透视。当丙管中显示的颜色不浅于甲管时，乙管中显示的颜色与甲管比较，不得更深（含重金属不得超过 3/1000 万）。

(2) 葡萄糖氯化钠注射液中重金属检查：取 25ml 纳氏比色管 3 支，甲管中加标准铅溶液（10μg Pb/ml）一定量与醋酸盐缓冲液（pH 3.5）2ml 后，加水稀释成 25ml。取本品适量（约相当于葡萄糖 3g），必要时，蒸发至约 20ml，放冷，置乙管中，加醋酸盐缓冲液（pH 3.5）2ml 与水适量使成 25ml。丙管中加入与乙管相同量的供试品，同法处理，再加入与甲管相同量的标准铅溶液与醋酸盐缓冲液（pH 3.5）2ml 后，用水稀释成 25ml。若供试品溶液带颜色，可在甲管中滴加少量的稀焦糖溶液或其他无干扰的有色溶液，使之与乙管、丙管一致；再在甲、乙、丙三管中分别加硫代乙酰胺试液各 2.0ml，摇匀，放置 2min，同置白纸上，自上向下透视。当丙管中显示的颜色不浅于甲管时，乙管中显示的颜色与甲管比较，不得更深（含重金属不得超过 5/100 万）。

【注意事项】

(1) 比色管使用与比色操作注意事项见实验 6 项下。

(2) 根据检查试验一般允许误差为 ±10% 的要求和药品、试剂的取用量，正确选用量具。

【思考题】

(1) 氯化钠注射液与葡萄糖氯化钠注射液中重金属检查时取样计量与限量计算有何不同？

(2) 根据各自的限量要求，氯化钠注射液与葡萄糖氯化钠注射液中重金属检查时应取标准铅溶液分别是多少毫升？

二、药物中特殊杂质的检查

实验 8　比色法检查药物中特殊杂质

【目的要求】

熟悉如何利用药物与特殊杂质在结构上的差异，采用专属的比色法控制杂质限量。

【仪器与试药】

(1) 主要仪器：分析天平、移液管、量瓶、量筒、紫外分光光度仪、石英比色皿、擦镜纸、比色管与比色管架。

(2) 试药：氢氧化钠试液、0.1mol/L 亚硝酸钠溶液、盐酸溶液（9→100）、

2.5% 氨基磺酸铵、碱性 β– 萘酚试液、5% 浓氨溶液、冰水、1% 亚硝基铁氰化钠溶液、碘他拉酸、羧甲司坦、半胱氨酸对照品、乙醇、阿司匹林、水杨酸对照品、硫酸铁铵指示液、冰醋酸。

【实验方法】

实验用药结构式见图 3–10。

(1) 碘他拉酸（Iotalamic Acid）中氨基化合物的检查取本品 1.25g，加水 5ml 与氢氧化钠试液 5ml 使溶解，用水稀释至 100ml，摇匀，取 10ml，加 0.1mol/L 亚硝酸钠溶液 5ml 与盐酸溶液（9 → 100）10ml，摇匀，放置 10min，加 2.5% 氨基磺酸铵溶液 5ml，摇匀，放置 5min，加碱性 β– 萘酚试液 2ml 与氢氧化钠试液 15ml，用水稀释至 50ml，摇匀，在 485nm 的波长处测定吸光度，不得超过 0.25。

(2) 羧甲司坦（Carbocysteine）中半胱氨酸的检查：取本品 0.20g，加 5% 浓氨溶液 3ml 使溶解，加水 3ml，摇匀，置冰水中放置约 10min，加 1% 亚硝基铁氰化钠溶液 0.5ml，摇匀，立即比色，溶液所显的颜色与半胱氨酸对照溶液（每 1ml 含 50μg 的半胱氨酸）1ml，加本品 0.1g 与水 3ml，同法操作制成的对照液比较，不得更浓（0.05%）。

(3) 阿司匹林（Aspirin）中游离水杨酸的检查：取本品 0.10g，加乙醇 0.1ml 溶解后，加冷水适量使成 50ml，立即加新制的稀硫酸铁铵溶液（取盐酸溶液 1ml，加硫酸铁铵指示液 2ml 后，再加水适量使成 100ml，即得）1ml，摇匀；30s 内如显色，与对照液（精密量取水杨酸标准溶液 1ml，加乙醇 1ml、水 48ml 与上述新制的稀硫酸铁铵溶液 1ml，摇匀），比较，不得更深（水杨酸标准溶液的配制：精密称取水杨酸 0.1g，加水溶解后，加冰醋酸 1ml，摇匀，再加水使成 1000ml，摇匀，即得）。

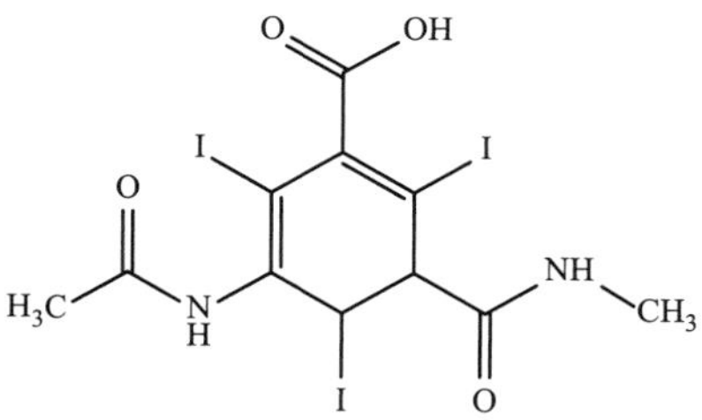

$(C_{11}H_9I_3N_2O_4 \quad 613.92)$

碘他拉酸

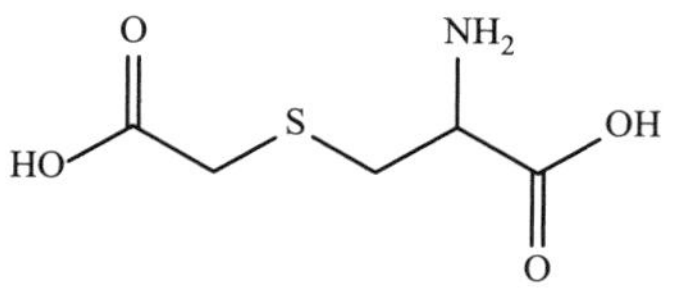

$(C_5H_9NO_4S \quad 179.19)$

羧甲司坦

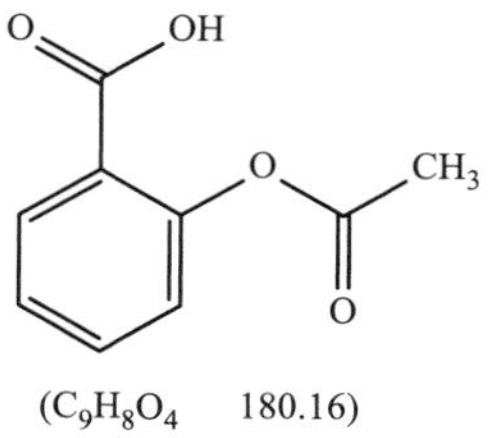

$(C_9H_8O_4 \quad 180.16)$

阿司匹林

图 3–10　实验用药结构式

【注意事项】

(1) 比色测定时溶液为碱性，注意比色皿外壁应擦拭干净，勿污染比色池架，以免损坏仪器；测定完毕后，及时清洗比色皿。

(2) 羧甲司坦中半胱氨酸的检查系利用后者分子结构中含有游离巯基，在碱性溶液中可与亚硝基铁氰化钠作用，产生颜色而被检出。

(3) 阿司匹林供试品所使用的比色管需经过干燥后使用，且供试品需先用乙醇充分溶解后，再加水稀释至刻度，否则供试品无法溶解。

【思考题】

(1) 说明碘他拉酸中氨基化合物的检查原理，加 2.5% 氨基磺酸铵溶液的作用是什么？

(2) 试述羧甲司坦中半胱氨酸的限量（0.05%）是怎么来的？

实验 9　紫外光谱法检查药物中杂质

【目的要求】

掌握紫外光谱法检查药物中特殊杂质的原理，掌握紫外分光光度仪的正确使用和有关注意事项。

【仪器与试药】

(1) 主要仪器：分析天平、容量瓶、移液管、紫外分光光度仪、石英比色皿、擦镜纸。

(2) 试药：盐酸溶液（9 → 2000）、盐酸溶液（9 → 1000）、葡萄糖注射液、肾上腺素、碘解磷定注射液。

【实验方法】

实验用药结构式见图 3–11。

(1) 葡萄糖注射液（Glucose Injection）中 5- 羟甲基糠醛的检查：精密量取本品适量（约相当于葡萄糖 1.0g），置 100ml 量瓶中，用水稀释至刻度，摇匀，在 284nm 波长处测定，吸光度不得大于 0.32。

(2) 肾上腺素（Epinephrine）中酮体的检查：取本品，加盐酸溶液（9 → 2000）制成每 1ml 中含 2.0mg 的溶液，在 310nm 波长处测定，吸光度不得超过 0.05。

(3) 碘解磷定注射液（Pralidoximne Iodide Injection）中分解产物的检查：精

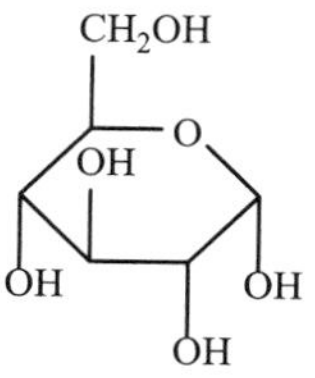

$(C_6H_{12}O_6 \cdot H_2O$ 198.17)	$(C_9H_{13}NO_3$ 183.21)	$(C_7H_9IN_2O$ 264.07)
葡萄糖水合物	肾上腺素	碘解磷定

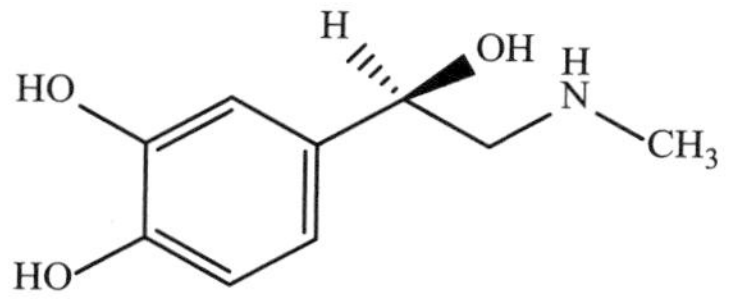

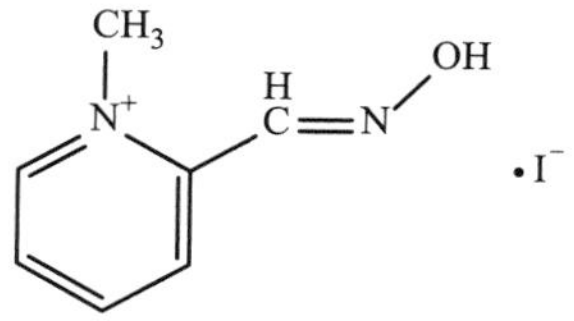

图 3-11　实验用药结构式

密量取本品 5ml，置 250ml 量瓶中，用盐酸溶液（9 → 1000）稀释至刻度，摇匀，精密量取 5ml，置另一 250ml 量瓶中，用盐酸溶液（9 → 1000）稀释至刻度，摇匀，于 1h 内，在 294nm 与 262nm 波长处分别测定吸光度，其比值应不小于 3.1。

【注意事项】

注意紫外分光光度仪的波长精度和吸光度准确度对测定结果的影响，石英比色皿应用溶剂进行校正，放置在比色皿架上时应注意校正与测定时放置方向（一些比色皿壁上有箭头标示）应一致。

【思考题】

(1) 分别说明上述 3 个药物中特殊杂质检查原理。

(2) 如果肾上腺酮的 $E_{1cm}^{1\%}$（310nm）= 453，根据吸光度限度，计算肾上腺素中酮体的限量。

实验 10　TLC 法检查药物中有关物质

【目的要求】

掌握薄层色谱法在药物有关物质检查中的应用；熟悉硅胶黏合薄层板的制备方法及薄层色谱的操作技术。

【仪器与试药】

(1) 主要仪器：分析天平、容量瓶、移液管、硅胶 G 薄层板、硅胶 GF_{254} 薄层板、硅胶 h 薄层板、定量毛细点样管（或自动点样器）、层析缸、显色剂喷瓶、烘箱、紫外光灯。

(2) 试药：正丁醇、冰醋酸、甲醇、乙醇、浓氨溶液、二氯甲烷、乙醚、无水乙醇、三氯甲烷、二甲基甲酰胺、茚三酮的丙酮溶液（1 → 50）、茚三酮的丙酮溶液（0.5→100）、20% 硫酸乙醇溶液、10% 亚硝酸钠溶液、3% 碘化钾溶液、7mol/L 硫酸溶液、0.5% 二盐酸萘基乙二胺的乙醇溶液、甲硫氨酸、甲硫氨酸对照品、丝氨酸对照品、磺胺异噁唑片、磺胺对照品、牛磺酸、牛磺酸对照品、丙氨酸对照品、醋酸去氧皮质酮、对二甲氨基苯甲醛、盐酸普鲁卡因注射液、对氨基苯甲酸对照品、2% 对二甲氨基苯甲醛乙醇溶液、冰醋酸、苯、丙酮、甲醇。

【实验方法】

实验用药结构式见图 3-12。

(1) 甲硫氨酸（Rmethionine）中其他氨基酸的检查：取本品适量，加水溶解并制成每 1ml 中约含 10mg 的溶液，作为供试品溶液；精密量取 1ml，置 200ml 量瓶中，用水稀释至刻度，摇匀，作为对照溶液；另取甲硫氨酸对照品和丝氨酸对照品各适量，置同一量瓶中，加水溶解并稀释制成每 1ml 中分别约含甲硫氨酸 10mg 和丝氨酸 0.1mg 的溶液，作为系统适用性试验溶液。吸取上述 3 种溶液各 5μl，分别点于同一硅胶 G 薄层板上，以正丁醇 - 冰醋酸 - 水（4：1：5）为展开剂，展开，晾干，在 90℃干燥 10min，喷以茚三酮的丙酮溶液（0.5→100），

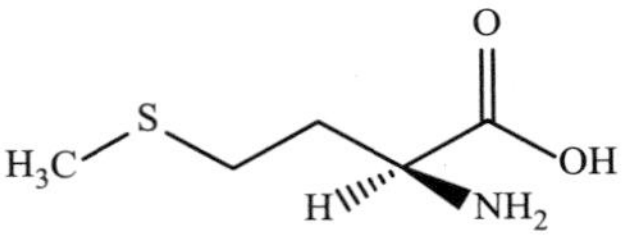

($C_5H_{11}NO_2S$　149.21)
甲硫氨酸

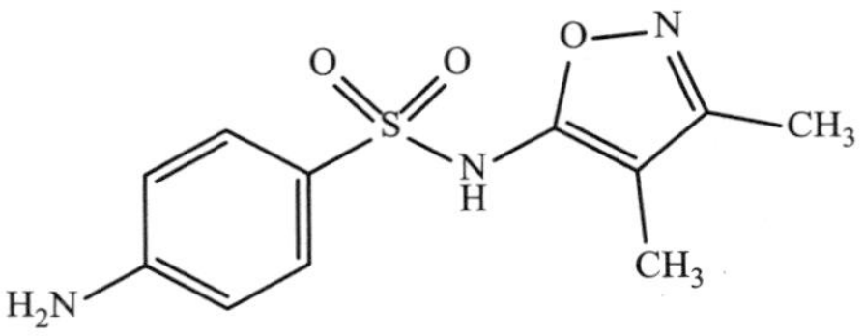

($C_{11}H_{13}N_3O_3S$　267.30)
磺胺异噁唑

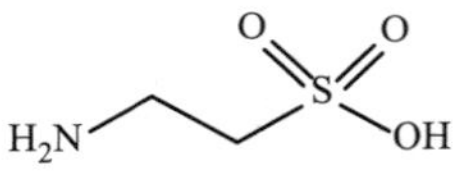

($C_2H_7NO_3S$　125.15)
牛磺酸

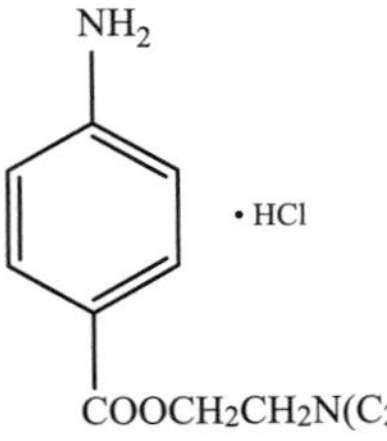

COOCH₂CH₂N(C₂H₅)₂
($C_{13}H_2ON_2O_2 \cdot HCl$　272.77)
盐酸普鲁卡因

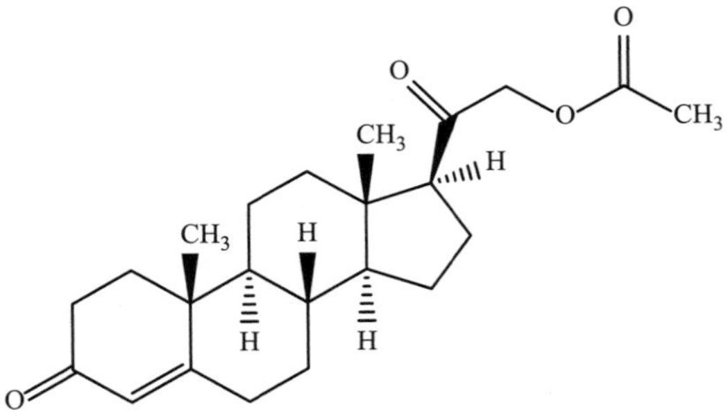

($C_{23}H_{32}O_4$　372.51)
醋酸去氧皮质酮

图 3-12　实验用药结构式

在 90℃加热至斑点出现，立即检视。对照溶液应显一个清晰的斑点，系统适用性试验溶液应显两个完全分离的斑点。供试品溶液如显杂质斑点，不得超过 1 个，其颜色与对照溶液的主斑点比较，不得更深。

(2) 磺胺异噁唑片（Sulfafurazole Tablet）中有关物质的检查：精密称取本品的细粉适量（相当于磺胺异噁唑 0.25g），置 100ml 量瓶中，加乙醇－浓氨溶液（9∶1）20ml，振摇 5min，用上述混合液稀释至刻度，摇匀，滤过，作为供试品溶液。另取磺胺对照品，精密称定，加乙醇－浓氨溶液（9∶1）溶解并定量稀释制成每 1ml 中约含 12.5μg 的溶液，作为对照品溶液。照薄层色谱法试验，吸取上述两种溶液各 10μl，分别点于同一硅胶 H 薄层板上，以三氯甲烷－甲醇－二甲基甲酰胺（80∶8∶4）为展开剂，展开，晾干，喷 20% 硫酸乙醇溶液，置 105℃加热 30min 后，立即将薄层板置临用新制的含 10% 亚硝酸钠溶液和 3% 碘化钾溶液的混合液、滴加 7mol/L 硫酸溶液产生烟雾的密闭缸中熏 15min，取出，置温热的空气流中 15min，然后喷 0.5% 二盐酸萘基乙二胺的乙醇溶液（如需要可再次喷），供试品溶液如显杂质斑点，与对照品溶液的主斑点比较，不得更深。

(3) 牛磺酸（taurine）中有关物质的检查：取本品适量，加水溶解并稀释制成每 1ml 中约含 20mg 的溶液，作为供试品溶液；精密量取 1ml，置 500ml 量瓶中，用水稀释至刻度，摇匀，作为对照溶液；另取牛磺酸对照品和丙氨酸对照品各适量，分别加水溶解并稀释制成每 1ml 中约含 2mg 的溶液，各取适量，等体积混合，摇匀，作为系统适用性试验溶液。吸取上述 3 种溶液各 5μl，分别以条带状点样方式点于同一硅胶 G 薄层板上，条带宽度 5mm，以水－无水乙醇－正丁醇－冰醋酸（150∶150∶100∶1）为展开剂，展开，晾干，喷以茚三酮的丙酮溶液（1→50），在 105℃加热约 5min 至斑点出现，立即检视。对照溶液应显一个清晰的斑点，系统适用性试验溶液应显两个完全分离的斑点。供试品溶液如显杂质斑点，不得超过 1 个，其颜色与对照溶液的主斑点比较，不得更深。

(4) 醋酸去氧皮质酮（Desoxycortone acetate）中有关物质的检查：取本品，加三氯甲烷－甲醇（9∶1）溶解并稀释制成每 1ml 中约含 10mg 的溶液，作为供试品溶液；精密量取适量，分别加上述溶剂稀释制成每 1ml 中约含 0.1mg 的对照溶液①与每 1ml 中约含 0.2mg 的对照溶液②。吸取上述 3 种溶液各 5μl，分别点于同一硅胶 GF_{254} 薄层板上，以二氯甲烷－乙醚－甲醇－水（77∶15∶8∶1.2）为展开剂，展开，晾干，在紫外光灯（254nm）下检视。供试品溶液如显杂质斑点，与对照溶液①所显的主斑点比较，不得更深，如有 1 个斑点深于对照溶液

①的主斑点，与对照溶液②所显的主斑点比较，不得更深。

(5) 盐酸普鲁卡因注射液中对氨基苯甲酸的检查：精密量取本品，加乙醇制成每 1ml 中含盐酸普鲁卡因 2.5mg 的溶液，作为供试品溶液。另取对氨基苯甲酸对照品，加乙醇制成每 1ml 中含 30μg 的溶液，作为对照溶液。照薄层色谱法试验，吸取上述两种溶液各 10μl，分别点于含有羧甲基纤维素钠为黏合剂的硅胶 H 薄层板上，用苯 – 冰醋酸 – 丙酮 – 甲醇（14：1：1：4）为展开剂，展开后，取出晾干，用对二甲氨基苯甲醛溶液（2% 对二甲氨基苯甲醛乙醇溶液 100ml，加冰醋酸 5ml 制成）喷雾显色。供试品溶液如显与对照溶液相应的杂质斑点，其颜色与对照溶液的主斑点比较，不得更深。

【注意事项】

(1) 薄层板可采用市售或自制。市售薄层板临用前应在 110℃活化 30min。

(2) 点样：用定量毛细管（或自动点样器）吸取规定量供试溶液，点样干薄层板上，注意勿损伤薄层表面。点样斑点要集中，应分次点样，待前一滴干后再点第二滴，对照品与样品应点在同一水平位置上，点样基线距底边 2.0 cm，样点直径为 2～4mm（高效薄层板为 1～2mm），点间距离为 1.0～2.0 cm。

(3) 展开：展开缸内需预先用展开剂饱和，然后将点好样的薄层板浸入展开剂中，薄层板浸入的深度为 0.5～1.0cm（注意勿将样点浸入展开剂中），密封缸盖，待展开至规定距离（一般为 10～15cm），取出薄层板，晾干，检测。

【思考题】

(1)TLC 法测定有关物质的常用方法有哪些？

(2) 如何考察杂质检查中 TLC 的分离效能？

(3) 硅胶 GF_{254} 薄层板中 "GF" 代表什么？

(4) 分别计算甲硫氨酸中其他氨基酸、磺胺异噁唑片中有关物质、牛磺酸中有关物质、醋酸去氧皮质酮中有关物质的限量。比较各 TLC 检查方法的不同。

三、药物的均一性与有效性检查

实验 11　制剂的含量均匀度试验

【目的要求】

掌握含量均匀度测定原理与计算方法；熟悉含量均匀度检查意义。

【仪器与试药】

(1) 主要仪器：量瓶、移液管、超声仪、干燥漏斗、干燥小烧杯、漏斗架、定量滤纸、C_8柱、C_{18}柱、高效液相色谱仪、液相进样针。

(2) 试药：乙腈、磷酸二氢铵、磷酸、苯巴比妥片（规格30mg或15mg）、苯巴比妥对照品、马来酸氯苯那敏片（规格1mg或4mg）、马来酸氯苯那敏对照品。

【实验方法】

(1) 苯巴比妥片的含量均匀度测定：照高效液相色谱法测定，以辛烷基硅烷键合硅胶为填充剂；以乙腈–水（30：70）为流动相；检测波长为220nm。理论板数按苯巴比妥峰计算不低于2000，苯巴比妥要与相邻色谱峰的分离度应符合要求。

取本品1片，置50ml（30mg规格）或25ml（15mg规格）量瓶中，加流动相适量，超声处理20min使苯巴比妥溶解，放冷，用流动相稀释至刻度，摇匀，滤过，精密量取续滤液1ml，置10ml量瓶中，用流动相稀释至刻度，摇匀，精密量取10μl，注入液相色谱仪，记录色谱图。另取苯巴比妥对照品，精密称定，加流动相溶解并定量稀释制成每1ml中约含苯巴比妥60μg的溶液，同法测定。按外标法以峰面积计算，应符合规定。

(2) 马来酸氯苯那敏（Chlorphenamine Maleate）片的含量均匀度测定：照高效液相色谱法测定，以十八烷基硅烷键合硅胶为填充剂；磷酸盐缓冲液（取磷酸二氢铵11.5g，加水适量使溶解，加磷酸1ml，用水稀释至1000ml）–乙腈（80：20）为流动相；柱温为30℃；检测波长为262nm。出峰顺序依次为马来酸与氯苯那敏，理论板数按氯苯那敏峰计算不低于4000，氯苯那敏峰与相邻杂质峰的分离度应符合要求。

取本品1片，置25ml（1mg规格）或50ml（4mg规格）量瓶中，加流动相约20ml振摇崩散并使马来酸氯苯那敏溶解，用流动相稀释至刻度，摇匀，滤过，精密量取续滤液20μl（1mg规格）或10μl（4mg规格），注入液相色谱仪，记录色谱图；另取马来酸氯苯那敏对照品16mg，精密称定，置200ml量瓶中，加流动相溶解并稀释至刻度，摇匀，同法测定。按外标法以氯苯那敏峰面积计算，应符合规定。

【注意事项】

含量均匀度测定中必须使被测组分完全溶解后再进行过滤、测定。过滤用漏斗、烧杯必须干燥，弃去初滤液，量取规定量续滤液进样分析。

【思考题】

(1) 说明含量均匀度定义，哪些制剂需要进行含量均匀度测定？

(2) 含量均匀度计算公式（$A + 1.80S \leqslant 15.0$）中，"A"如何求得？"15.0"代表什么？

实验 12　制剂的溶出度实验

【目的要求】

掌握溶出度测定方法与结果判断；熟悉溶出仪的安装调试。

【仪器与试药】

(1) 主要仪器：紫外分光光度计、药物溶出仪、10ml 注射器、微孔滤膜、量瓶、移液管。

(2) 试药：硼酸氯化钾缓冲液（pH 9.6）、稀盐酸、苯巴比妥片（规格 30mg 或 15mg）、苯巴比妥对照品、马来酸氯苯那敏片（规格 1mg 或 4mg）。

【实验方法】

(1) 苯巴比妥片的溶出度测定：取本品，以水 900ml 为溶出介质，转速为每分钟 50 转，依法操作，经 45min 时，取溶液滤过，精密量取续滤液适量，加硼酸氯化钾缓冲液（pH 9.6）定量稀释成每 1ml 中约含 5μg 的溶液，摇匀；另取苯巴比妥对照品，精密称定，加上述缓冲液溶解并定量稀释制成每 1ml 中含 5μg 的溶液。取上述两种溶液，在 240nm 波长处分别测定吸光度，计算每片的溶出量。限度为标示量的 75%，应符合规定。

(2) 马来酸氯苯那敏片的溶出度测定：取本品，以稀盐酸 2.5ml 加水至 250ml 为溶剂，转速为每分钟 50 转，依法操作，经 45min 时，取溶液 10ml，滤过，取续滤液，在 264nm 波长处测定吸光度，按 $C_{16}H_{19}ClN_2 \cdot C_4H_4O_4$，的吸收系数（$E_{1cm}^{1\%}$）为 217 计算每片的溶出量。限度为标示量的 75%，应符合规定。

【注意事项】

溶出度测定中所用溶剂应经过脱气处理，溶出液必须经过过滤，取续滤液进行测定。

【思考题】

(1) 说明溶出度的定义和测定意义。

(2)《中华人民共和国药典》收载的溶出度测定方法有几种？对溶出仪的适用性及性能有何要求？

第三节 药物的含量测定

药物的含量测定是指采用合适的分析方法测定原料或制剂中有效成分的含量。要求测定方法准确、简便，测定结果有良好的重复性和重现性，常用的含量测定方法有容量法、光谱法、色谱法等。通常对于化学原料药的含量测定首选准确度好的容量分析法；对于制剂、中药、生物药物等成分复杂的多组分药物，宜采用具有分离分析功能的色谱法。

一、容量法测定药物含量

实验 13 酸碱滴定法测定药物含量

【目的要求】

掌握直接酸碱滴定法测定药物含量的原理、操作及计算方法；掌握片剂定量测定的正确取样方法；熟悉两步滴定法测定药物含量的原理与方法。

【仪器与试药】

(1) 主要仪器：分析天平、称量瓶、研钵、250ml 锥形瓶、50ml 碱式滴定管、50ml 酸式滴定管、恒温水浴、滴定管架。

(2) 试药：乙醇、酚酞指示液、氢氧化钠滴定液（0.1mol/L）、硫酸滴定液（0.05mol/L）、布洛芬、阿司匹林片（规格：0.3g）。

【实验方法】

实验用药结构式见图 3-13。

(1) 布洛芬（Buprofen）的含量测定：取本品约 0.5g，精密称定，加中性乙醇（对酚酞指示液显中性）50ml 溶解后，加酚酞指示液 3 滴，用氢氧化钠滴定液（0.1mol/L）滴定，每 1ml 氢氧化钠滴定液（0.1mol/L）相当于 20.63mg 的布洛芬。本品按干燥品计算，含布洛芬不得少于 98.5%。

(2) 阿司匹林（Aspirin）片的含量测定：取本品 20 片，精密称定，研细，精密称取适量（约相当于阿司匹林 0.3g），置锥形瓶中，加中性乙醇（对酚酞指示液显中性）20ml，振摇使阿司匹林溶解，加酚酞指示液 3 滴，滴加氢氧化钠滴定液（0.1mol/L）至溶液显粉红色，再精密加氢氧化钠滴定液（0.1mol/L）40ml，置水浴上加热 15min 并时时振摇，迅速放冷至室温，用硫酸滴定液（0.05mol/L）滴定，并将滴定的结果用空白试验校正。每 1ml 的氢氧化钠滴定液（0.1mol/L）相当于 18.02mg 的阿司匹林。本品含阿司匹林应为标示量的 95.0%～105.0%。

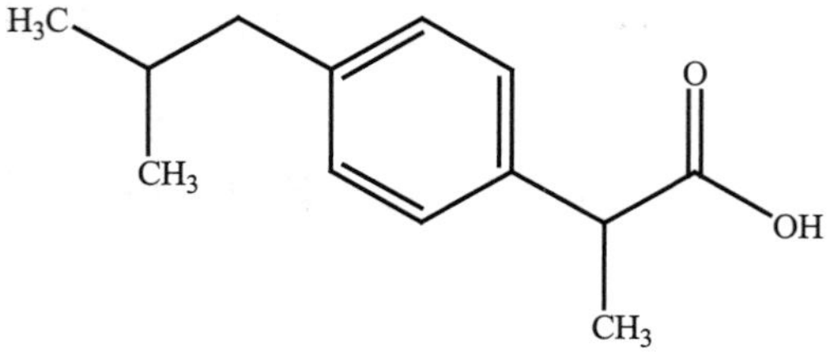

(C₁₃H₁₈O₂　206.28)

右布洛芬

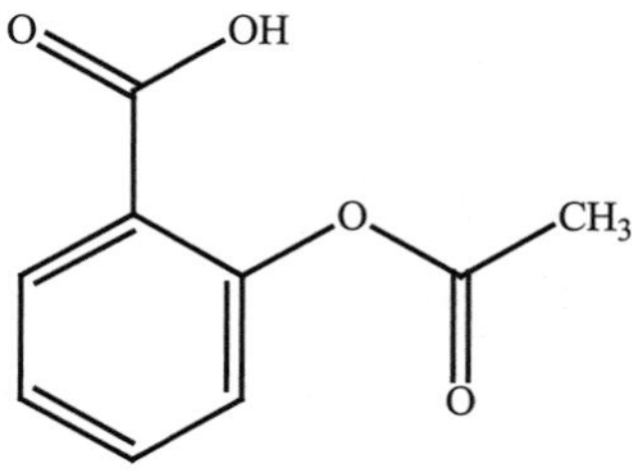

(C₉H₈O₄　180.16)

阿司匹林

图 3-13　实验用药结构式

【注意事项】

(1) 片剂的取样量计算：

$$取用量范围 = \left(\frac{规定量}{标示量} \times 平均片重 \right) \pm 10\%$$

(2) 测定阿司匹林片剂含量时，第一次滴加氢氧化钠（中和反应）操作应迅速，并不可剧烈振摇，以免酯键水解而影响测定结果。近终点时，应轻轻振摇，中和至溶液呈粉红色并持续 15s 不褪色即可。不宜长时间振摇，因空气中二氧化碳的影响可使红色消退。

(3) 中性乙醇的配制方法：取适量乙醇，加入酚酞指示液 3 滴，用氢氧化钠滴定液（0.1mol/L）滴定至淡粉红色，即得。临用新配。

【思考题】

(1) 说明阿司匹林片剂含量测定原理和空白试验的作用？

(2)《中华人民共和国药典（2020 年版）》改用什么方法测定阿司匹林片剂含量？比较两法的优缺点。

实验 14　银量法测定药物含量

【目的要求】

掌握银量法测定巴比妥类药物的原理、操作方法及注意要点；掌握自身指示法终点确定。

【仪器与试药】

(1) 主要仪器：分析天平、称量瓶、研钵、250ml 锥形瓶、烧杯、量筒、50ml 酸式滴定管、滴定管架、洗瓶。

(2) 试药：苯巴比妥、无水碳酸钠、硝酸银溶液（0.1mol/L）、丙酮。

【实验方法】

取苯巴比妥约 0.4g，精密称定，加入新配制的 3% 碳酸钠试液 16ml 使溶解，加丙酮 12ml 与水 90ml，用硝酸银溶液（0.1mol/L）滴定，至溶液显出的浑浊在 30s 内不消失。每 1ml 硝酸银溶液相当于 23.22mg 的 $C_{12}H_{12}N_2O_3$。

苯巴比妥即 5-乙基-5-苯基-2,4,6(1H,3H,5H)-嘧啶三酮（图 3-14），按干燥品计算，含 $C_{12}H_{12}N_2O_3$ 不得少于 98.5%。

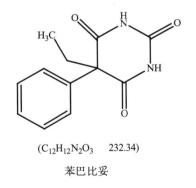

($C_{12}H_{12}N_2O_3$　232.34)

苯巴比妥

图 3-14　实验用药结构式

【注意事项】

(1) 巴比妥类药物分子结构中的酰亚胺基团，在适当的碱性溶液中，可与硝酸银溶液反应，产生可溶性的一银盐，继续加硝酸银溶液，则生成白色难溶性的二银盐沉淀，因此，当不溶性二银盐浑浊出现时，即为巴比妥类药物全都生成一银盐的终点。

(2) 银量法实验中，应采用无氯蒸馏水或重蒸馏水，否则会影响定量的准确性。

(3) 丙酮和碳酸钠的用量应严格控制。最初用银量法测定巴比妥类药物所用的方法是将供试品溶于碳酸钠溶液中，保持温度在 15～20℃，用硝酸银溶液直接滴定，使生成可溶性的一银盐，继续滴定至开始出现不溶性二银盐的浑浊时，即为终点。但本法在接近终点时反应较慢，观察出现浑浊的终点较难掌握。滴定时必须控制温度，否则天热测得的结果偏低，天冷结果偏高。由于存在这些缺点，对本法进行了改进。改进的方法是在样品溶液中加入一定量的丙酮，然后进行滴定。实验证明，在丙酮溶液中进行滴定，当温度变异达 30℃时，测得结果的变化仅 0.3%，说明影响不大，不必控制温度。加入丙酮的浓度应加以控制。若丙酮浓度过大，则可使终点产生的浑浊溶解，以采用 12% 丙酮为宜。浓度稍有变化，对结果尚无明显影响。碳酸钠用量，对测定结果有明显影响，用量多，结果偏高。碳酸钠试液用量变化在 1～2ml 时，对结果尚无太大的影响。

(4) 标准硝酸银溶液需新鲜配制。因硝酸银贮藏时间长会自行分解，影响测定结果。

(5) 终点的掌握也是本实验的关键之一。由于近终点时反应较慢，此时须逐滴加入滴定液，随之充分振摇。因为过了终点后，虽再加数滴，浑浊现象变化则不太明显，所以要置于黑色背景处，当溶液由澄清到刚出现银白色浑浊时即为终点。

【思考题】

司可巴比妥钠能用银量法进行含量测定吗？为什么？

实验 15　非水溶液滴定法测定含氮碱性药物的含量

【目的要求】

掌握非水溶液滴定法的原理、操作方法及注意要点；掌握电位滴定的数据处理与终点确定；熟悉非水滴定常用指示剂的变色原理和终点颜色的确定；熟悉糖衣片的前处理方法。

【仪器与试药】

(1) 主要仪器：分析天平、自动电位滴定仪（或酸度计和电磁搅拌器）、饱和甘汞电极（内装饱和氯化钾 - 无水甲醇溶液）、玻璃电极（水中浸泡 24h 以上）、

10ml 滴定管、100ml 锥形瓶、50ml 烧杯、量筒、搅拌子、镊子、滴管（以上玻璃仪器均要求干燥）。

（2）试药：冰醋酸、醋酐、高氯酸滴定液（0.1mol/L）、结晶紫指示液、维生素 B_1、马来酸氯苯那敏、硫酸奎尼丁片、硝酸毛果芸香碱。

【实验方法】

实验用药结构式见图 3–15。

（1）维生素 B_1（Vitamin B_1）的含量测定：取本品约 0.12g，精密称定，加冰醋酸 20ml 微热使溶解，放冷，加醋酐 30ml，照电位滴定法，用高氯酸滴定液（0.1mol/L）滴定，并将滴定的结果用空白试验校正。每 1ml 高氯酸滴定液（0.1mol/L）相当于 16.86mg 的维生素 B_1。本品按干燥品计算，含维生素 B_1 不得少于 99.0%。

（2）马来酸氯苯那敏（Chlorphenamine Maleate）的含量测定：取本品约 0.15g，精密称定，加冰醋酸 10ml 溶解后，加结晶紫指示液 1 滴，用高氯酸滴定

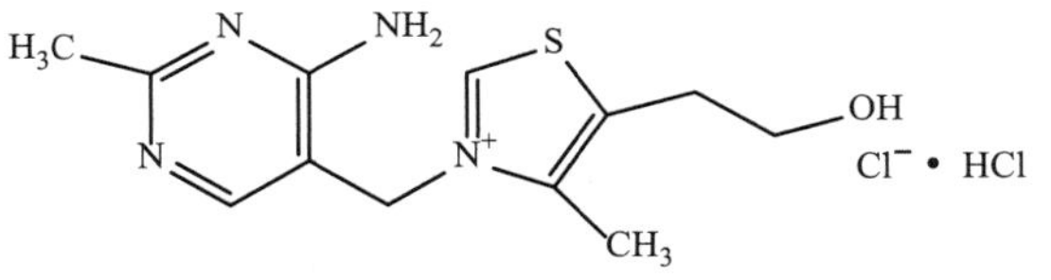

（$C_{12}H_{17}ClN_4OS \cdot HCl$　337.27）
维生素B_1

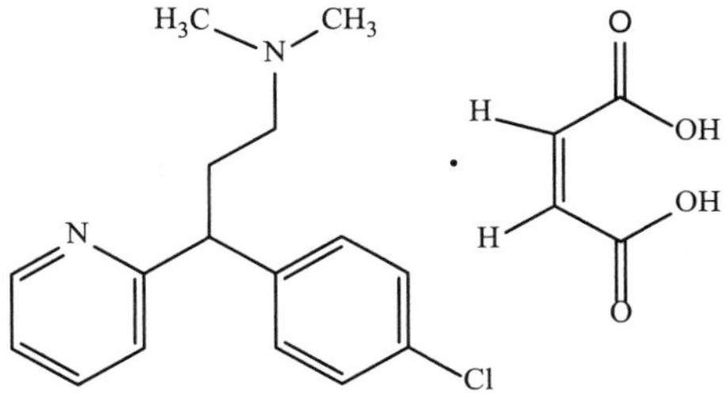

（$C_{16}H_{19}ClN_2 \cdot C_4H_4O_4$　390.87）
马来酸氯苯那敏

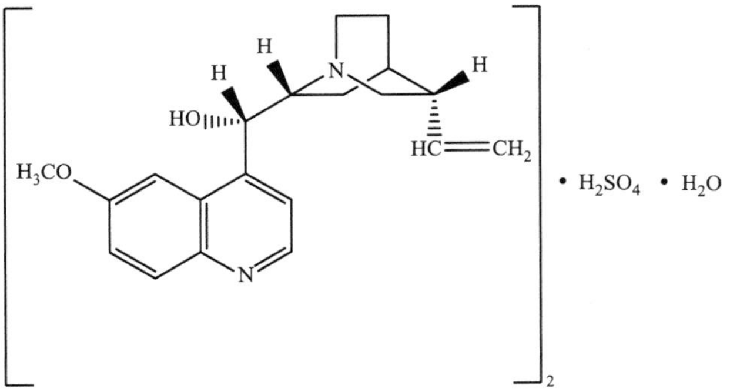

（$C_{20}H_{24}N_2O_2 \cdot H_2SO_4 \cdot 2H_2O$　782.96）
硫酸奎尼丁

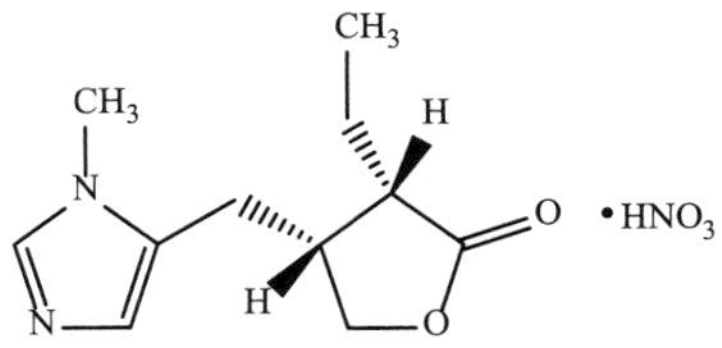

（$C_{11}H_{16}N_2O_2 \cdot HNO_3$　271.27）
硝酸毛果芸香碱

图 3–15　实验用药结构式

液（0.1mol/L）滴定至溶液显蓝绿色，并将滴定的结果用空白试验校正。每1ml高氯酸滴定液（0.1mol/L）相当于19.54mg的马来酸氯苯那敏。本品按干燥品计算，含马来酸氯苯那敏，不得少于98.5%。

(3) 硫酸奎尼丁（Quinidine Sulfate）片的含量测定：取本品20片，除去包衣，精密称定，研细，精密称取适量（约相当于硫酸奎尼丁0.2g），加醋酐20ml，加热使硫酸奎尼丁溶解后，加结晶紫指示液1滴，用高氯酸滴定液（0.1mol/L）滴定至溶液显绿色，并将滴定的结果用空白试验校正。每1ml高氯酸滴定液（0.1mol/L）相当于26.10mg的硫酸奎尼丁。本品含硫酸奎尼丁应为标示量的93.0%～107.0%。

(4) 硝酸毛果芸香碱（Pilocarpine Nitrate）的含量测定：取本品约0.2g，精密称定，加冰醋酸30ml，微热使溶解，放冷，照电位滴定法，用高氯酸滴定液（0.1mol/L）滴定，并将滴定的结果用空白试验校正。每1ml高氯酸滴定液（0.1mol/L）相当于27.13mg的硝酸毛果芸香碱。本品按干燥品计算，含硝酸毛果芸香碱不得少于99.0%。

【注意事项】

(1) 水分的存在影响非水滴定结果的准确度，因此所用仪器、试剂必须无水，实验前应将所用仪器洗净、烘干。

(2) 注意滴定供试品时温度与标定高氯酸滴定液时温度的差别，因为冰醋酸的体积膨胀系数较大，滴定剂体积将因温度影响而改变，导致浓度变化。当滴定与标定的温差超过10℃时应重新标定；若未超过10℃，可根据下式对高氯酸滴定液的浓度进行校正。

$$N_1 = \frac{N_0}{1 + 0.0011(t_1 - t_0)}$$

式中，0.0011为冰醋酸的体积膨胀系数；t_0为标定高氯酸滴定液时的温度；t_1为滴定供试品时的温度；N_0为t_0时高氯酸滴定液的浓度；N_1为t_1时高氯酸滴定液的浓度。

(3) 冰醋酸比较黏稠，滴定速度不宜太快，否则滴定液黏附在滴定管内壁上部未完全流下，易发生读数误差。电位滴定时每次读取电位值时应待读数稳定后再读取。

(4) 市售饱和甘汞电极套管内装的溶液为氯化钾的饱和水溶液，非水测定时应用氯化钾的饱和无水甲醇溶液替换水溶液。玻璃电极使用前应在水中浸泡24h

以上，用过后应立即清洗并浸在水中保存。

(5) 高氯酸、冰醋酸具有强腐蚀性，操作要小心，注意安全。

【思考题】

(1) 简述电位滴定原理、滴定终点的确定方法。

(2) 如何用内插法计算滴定终点体积？

实验 16　提取容量法测定盐酸普鲁卡因注射液的含量

【目的要求】

掌握提取容量法测定盐酸普鲁卡因注射液含量的原理和操作要点；了解本法和重氮化法测定盐酸普鲁卡因注射液含量的优缺点。

【仪器与试药】

(1) 主要仪器：50ml 分液漏斗、过滤装置、旋转蒸发仪、滴管、碱式滴定管、移液管、量筒、100ml 锥形瓶、50ml 烧杯。

(2) 试药：盐酸普鲁卡因注射液（规格：2ml∶40mg）、氨试液、氯仿、中性乙醇、甲基红指示剂、氢氧化钠溶液（0.05mol/L）、硫酸溶液（0.025mol/L）。

【实验方法】

精密吸取本品适量（约相当于普鲁卡因 0.20g）置分液漏斗中，加氨试液 3ml 成碱性，分次用氯仿（依次为 15ml、10ml、10ml、10ml）振摇提取，每次提取液滤过，合并氯仿液，滤器用少量氯仿洗净，洗液与滤液合并。在水浴上或旋转蒸发仪上蒸发至近干，加中性乙醇 5ml 与 0.025mol/L 硫酸液 25ml，再在水浴上加热至氯仿的臭气完全消失，放冷，加甲基红指示剂数滴，用 0.05mol/L 氢氧化钠液滴定剩余的硫酸，即得（每 1ml 的 0.025mol/L 硫酸液与 13.64mg 的 $C_{13}H_{20}N_2O_2 \cdot HCl$ 相当）。本品含盐酸普鲁卡因应为标示量的 95%～105%。

可按下式计算标示量的百分含量：

$$标示量\% = \frac{13.64\left(25 - \dfrac{C_{NaOH}}{2C_{H_2SO_4}} V_{NaOH}\right) \cdot \dfrac{C_{H_2SO_4}}{0.025}}{10 \times 0.02} \times 100\%$$

式中，C_{NaOH} 为氢氧化钠滴定液的浓度；$C_{H_2SO_4}$ 为硫酸液的浓度；V_{NaOH} 为氢氧化钠滴定液消耗的体积；10 为普鲁卡因注射液量取的体积；0.02 为普鲁卡因注射液的浓度。

实验原理见图 3-16。

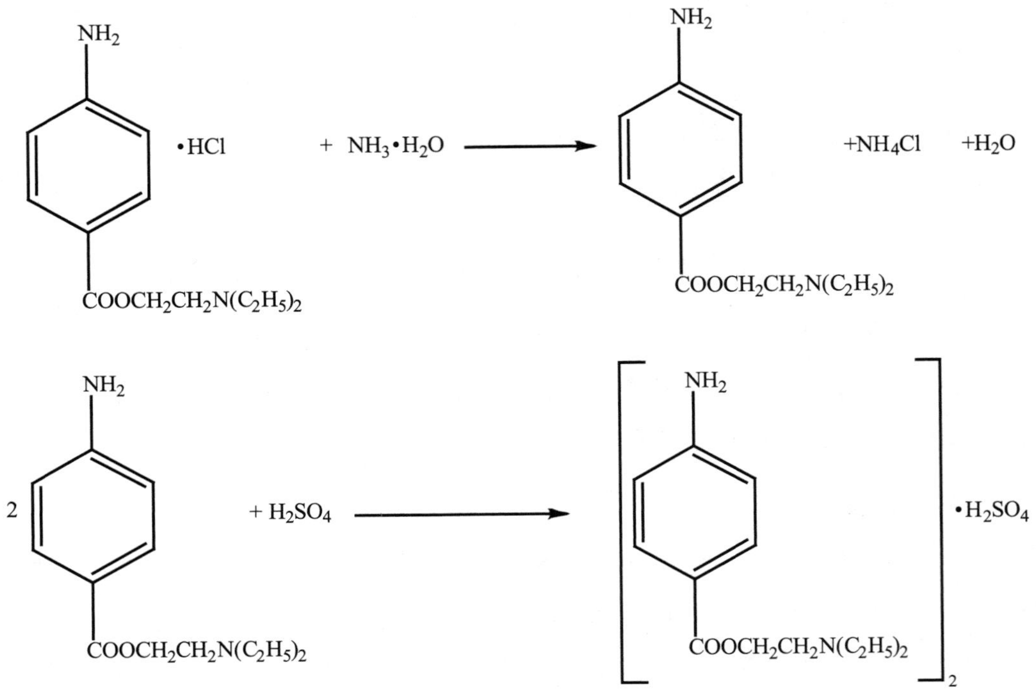

$$\text{剩余}\quad H_2SO_4 + 2NaOH \xrightarrow[\text{指示剂}]{\text{甲基红}} Na_2SO_4 + 2H_2O$$

图 3-16 实验原理

盐酸普鲁卡因是一个有机碱盐，易溶于水，不溶于有机溶剂，而其游离碱普鲁卡因则易溶于有机溶剂，难溶于水。因此，采用氨试液将盐碱化，以氯仿提取游离碱，再蒸去氯仿，加过量的标准硫酸溶液，再用标准氢氧化钠回滴即可。由于硫酸普鲁卡因显酸性，所以选用酸性区域变色的指示剂，如甲基红（甲基红的变色范围是 pH 4.4～6.2，其 pH 为 4.4～6.2 时，呈橙色；其 pH≤4.4 时，呈红色，因是靠近酸性强的一边时的颜色，故又称为酸色；其 pH≥6.2 时，呈黄色，因是靠近碱性强的一边时的颜色，故又称为碱色）。

【注意事项】

(1) 氯仿不能蒸得太干，因为氯仿在有机碱中较长时间接触下会发生部分水解，生成 HCl（故宜用干燥容器盛放氯仿提取液）；另外，游离普鲁卡因（熔点 57～59℃）在 100℃时微有挥发，所以只能蒸至近干，然后加入中性乙醇，利用共沸现象，促进残留氯仿的蒸除，并且可降低盐酸普鲁卡因的水解。加入标准溶液前，氯仿液只能蒸至近干，加入标准酸溶液后，必须完全蒸除氯仿，以免影响含量测定结果。

(2) 样品液碱化前应先加氯仿，以免游离基析出，沉积于分液漏斗活塞部分，在操作中损失。

(3) 提取液应用氯仿润湿的棉花滤过，防止少量水混入，避免水溶性成分的影响。

(4) 所谓中性乙醇是指对本实验所用指示剂显中性，以避免乙醇本身的酸碱性对测定的影响。本实验采用甲基红指示剂，即取 95% 乙醇适量，滴加甲基红指示剂数滴，用酸或碱调制终点。

【思考题】

(1)《中华人民共和国药典（2020 年版）》采用什么方法测定盐酸普鲁卡因注射液的含量，其操作条件有哪些要求？

(2) 盐酸普鲁卡因注射液都需要检查哪些杂质，采用什么方法检测？

二、紫外可见分光光度法测定药物含量

实验 17　酸性染料比色法测定硫酸阿托品注射液的含量

【目的要求】

掌握酸性染料比色法测定硫酸阿托品注射液含量的原理、方法及注意事项。

【仪器与试药】

(1) 主要仪器：分析天平、量瓶、移液管、吸量管、分液漏斗及分液漏斗架、烧杯、紫外 – 可见分光光度计。

(2) 试药：三氯甲烷、溴甲酚绿溶液、硫酸阿托品注射液（规格：1ml∶0.5mg）、硫酸阿托品对照品。

【实验方法】

精密量取本品适量（约相当于硫酸阿托品 2.5mg），置 50ml 量瓶中，加水稀释至刻度，摇匀，即得，作为供试品溶液。另取硫酸阿托品对照品约 25mg，精密称定，置 25ml 量瓶中，加水溶解并稀释至刻度，摇匀，精密量取 5ml，置 100ml 量瓶中，用水稀释至刻度，摇匀，作为对照溶液。

精密量取供试品溶液与对照溶液各 2ml，分别置预先精密加入三氯甲烷 10ml 的分液漏斗中，各加溴甲酚绿溶液（取溴甲酚绿 50mg 与邻苯二甲酸氢钾 1.021g，加 0.2mol/L 氢氧化钠溶液 6.0ml 使溶解，再用水稀释至 100ml，摇匀，必要时滤过）2.0ml，振摇提取 2min 后，静置使分层，分取澄清的三氯甲烷液（以水 2ml 按同法平行操作所得的氯仿液为空白），在 420nm 波长处分别测定吸光度，按下式计算样品占标示量的百分含量，并将结果乘以 1.027，即得。本品含硫酸阿托品应为标示量的 90.0%～110.0%。

$$标示量\% = \frac{A_x}{A_r} \times C_r \times n \times 1.027 \times \frac{1}{标示量} \times 100\%$$

式中，A_x 为供试品溶液的吸收度；A_r 为对照溶液的吸收度；C_r 为对照溶液的浓度（mg /ml）；n 为样品的稀释倍数；1.027 为无水硫酸阿托品与含 1 分子结晶水硫酸阿托品的分子量换算因数。

【注意事项】

(1) 酸性染料比色法中所用的试液、指示液、溶剂等均应用吸量管精密量取。

(2) 对照品与供试品应平行操作，包括振摇的方法、次数、速度、力度及放置的时间等均应一致。

(3) 采用甘油－淀粉糊做润滑剂。分液漏斗必须干燥无水。分取澄清的氯仿提取液时，应弃去初流液。分液漏斗操作中，必须待混合溶液彻底分层，取澄清的三氯甲烷液进行测定。如果三氯甲烷液浑浊，表明含有微量水分，将影响测定结果，必要时可经干燥滤纸过沫除去微量水分后测定吸光度。

(4) 所用比色杯应检查是否配对。比色杯装液后严格要求内外清洁透明，若有气泡或颗粒应重装。

(5) 接触过氯仿提取液的容器，使用完毕均应先以醇荡洗，然后水洗，再以温热的清洁液处理，洗净备用。

【思考题】

(1) 说明酸性染料比色法测定有机碱类药（包括生物碱）的测定原理、使用范围。

(2) 影响酸性染料比色法的因素有哪些？该方法成败关键是什么？

(3) 结果计算中为什么要乘以 1.027？

(4) 含量测定时，为什么先加氯仿后加样品？

实验 18　紫外分光光度法测定氢化可的松片的含量

【目的要求】

掌握紫外分光光度法测定药物制剂含量及计算方法；掌握紫外分光光度计的使用操作。

【仪器与试药】

(1) 主要仪器：分析天平、研钵、量瓶、移液管、漏斗及漏斗架、定量滤纸、量筒、紫外分光光度计。

(2) 试药：无水乙醇、氢化可的松片（规格 10mg、20mg）。

【实验方法】

取氢化可的松（图 3-17）20 片，精密称定，研细，精密称取适量（约相当于氢化可的松 20mg），置 100ml 量瓶中，加无水乙醇约 75ml，振摇 1h 使氢化可的松溶解，用无水乙醇稀释至刻度，摇匀，滤过，精密量取续滤液 5ml，置 100ml 量瓶中，用无水乙醇稀释至刻度，摇匀，在 242nm 波长处测定吸光度，按氢化可的松的吸收系数为 435 计算，即得。本品含氢化可的松应为标示量的 90.0%～110.0%。

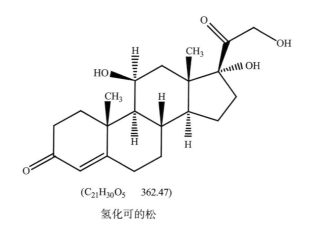

$(C_{21}H_{30}O_5\quad 362.47)$

氢化可的松

图 3-17　实验用药结构式

【注意事项】

测定前应用配制供试品溶液的同批溶剂为空白对照，核对供试品的吸收峰波长位置，要求在规定的波长 ± 2nm 以内，并以吸光度最大的波长作为测定波长。由于吸收池和溶剂本身可能有空白吸收，测得的供试品的吸光度值应减去空白读数（或由仪器自动扣除）后再计算含量。

【思考题】

比较《中华人民共和国药典（2020 年版）》和《中华人民共和国药典（2015 年版）》收载的氢化可的松、氢化可的松片、氢化可的松乳膏的含量测定方法有何不同？试述方法选择的依据。

实验 19　紫外三点校正法测定维生素 A 软胶囊的含量

【目的要求】

掌握胶丸剂分析的样品处理方法与含量计算；熟悉三点校正法测定维生素 A 含量的基本原理及校正公式的应用。

【仪器与试药】

(1) 主要仪器：分析天平、干燥注射器、干燥洁净刀片、干燥小烧杯、棕色量瓶、紫外 – 可见分光光度计。

(2) 试药：维生素 A 软胶囊、环己烷、乙醚。

【实验方法】

维生素 A 软胶囊（Vitamin A Soft Capsule）系取维生素 A，加精炼食用植物油（在 0℃左右脱去固体脂肪）溶解并调整浓度后制成。每丸含维生素 A 应为标示量的 90.0%～120.0%。

胶囊内容物平均装量的测定：取胶囊 20 粒，精密称定，用注射器将内容物抽出，再用刀片切开囊壳，用乙醚逐个洗涤囊壳 3 遍，置 50ml 烧杯中，再用乙醚浸洗 1～2 次，置通风处，使乙醚自然挥尽，精密称定囊壳重，求出胶囊内容物的平均装量。

供试品溶液的制备与测定：取维生素 A 胶囊内容物，精密称定，用环己烷溶解并定量稀释制成每 1ml 中含 9～15 单位的溶液。照紫外 – 可见分光光度法，测定其吸收峰的波长，并在表 3–1 所列各波长处测定吸光度，计算各吸光度与波长 328nm 处吸光度的比值和波长 328nm 处的 $E_{1cm}^{1\%}$ 值。

如果吸收峰波长为 326～329nm，且所测得各波长吸光度比值不超过表中规定值的 ± 0.02，可用下式计算含量。

每 1g 供试品中含有的维生素 A 的单位 $= E_{1cm}^{1\%}(328nm) \times 1900$

如果吸收峰波长在 326～329nm，但所测得的各波长吸光度比值超过表 3-1 中规定值的 ±0.02，应按下式求出校正后的吸光度 $A_{328(校正)}$。

$$A_{328(校正)} = 3.52(2A_{328} - A_{316} - A_{340})$$

并根据校正值与未校正值的差异情况确定是否采用校正值计算，然后再按上述公式计算供试品中维生素 A 的含量。

表 3-1 测定所选波长及吸光度比值规定值

波长（nm）	吸光度比值规定值
300	0.555
316	0.907
328	1.000
340	0.811
360	0.299

如果 $\dfrac{A_{328(校正)} - A_{328}}{A_{328}} \times 100\% \leqslant \pm 3.0\%$，则不用 $A_{328(校正)}$，仍以 A_{328} 计算 $E_{1cm}^{1\%}$ 及含量。

如果 $\dfrac{A_{328(校正)} - A_{328}}{A_{328}} \times 100\% = -15\% \sim -3.0\%$，则以 $A_{328(校正)}$ 计算 $E_{1cm}^{1\%}$ 及含量。

如果 $\dfrac{A_{328(校正)} - A_{328}}{A_{328}} \times 100\% < -15\%$ 或 $> +3.0\%$，或者吸收峰波长不在 326～329nm，则供试品须经皂化提取，除去干扰后测定。

维生素A相当于标示量% $= \dfrac{每1g内容物含维生素A的单位数 \times 平均装量}{标示量} \times 100\%$

【注意事项】

(1) 维生素 A 遇光易氧化变质，测定应在半暗室中快速进行。

(2) 采用三点校正法，仪器波长的准确性对测定结果有较大影响，测定前应对仪器波长进行校正。

【思考题】

(1) 计算式中"每 1g 供试品中含有的维生素 A 的单位 $= E_{1cm}^{1\%}(328nm) \times 1900$"，

解释 1900 的意义与来历。

(2) 比较《中华人民共和国药典（2020 年版）》和《中华人民共和国药典（2015 年版）》收载的维生素 A 的含量测定方法，分析不同分析方法的优缺点和使用范围。

实验 20　差示分光光度法测定维生素 B₁ 片的含量

【目的要求】

熟悉差示光谱法消除干扰的原理、测定方法、标准曲线法计算药物含量。

【仪器与试药】

(1) 主要仪器：分析天平、量瓶、移液管、研钵、定量滤纸、干燥漏斗与漏斗架、干燥小烧杯、紫外分光光度计。

(2) 试药：维生素 B₁ 片（规格：5mg、10mg）、磷酸盐缓冲液（pH 7.0）、盐酸溶液（9 → 1000）（pH 2.0）。

【实验方法】

(1) 测定波长的选择：精密称取维生素 B₁ 100mg，用水溶解并稀释成 100ml，精密量取 2ml 两份，分别用磷酸盐缓冲液（pH 7.0）和盐酸溶液（9 → 1000）（pH 2.0）稀释成 100ml（浓度为 0.002%），以相应溶剂为空白，分别测定紫外吸收光谱。再将前者置参比池，后者置样品池，绘制差示吸收光谱图（图 3-18）。差示光谱图表明在 247nm 处有最大差示吸收值（ΔA），确定 247nm 为测定波长。

(2) 标准曲线的绘制：精密称取干燥至恒重的维生素 B₁ 100mg，置 100ml 量瓶中，用水溶解并稀释至刻度，摇匀，作为贮备液。精密量取 1.0ml、1.5ml、2.0ml、2.5ml、3.0ml 贮备液各两份，分别置 100ml 量瓶中，一份用缓冲液（pH

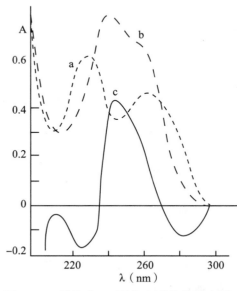

图 3-18　维生素 B₁ 吸收光谱和差示光谱

曲线 a 为缓冲液（pH 7.0）吸收光谱；曲线 b 为盐酸溶液（pH 2.0）吸收光谱；曲线 c 为差示光谱

7.0）稀释至刻度；另一份用盐酸溶液（pH 2.0）稀释至刻度，摇匀。取上述 5 组系列溶液，在 247nm 处分别测定差示吸收值（ΔA）。以浓度 C 为横坐标，差示吸收值 ΔA 为纵坐标，绘制标准曲线，求得回归方程和相关系数。

(3) 样品测定：取本品 20 片，精密称定，研细。精密称取适量细粉（约相当于维生素 B_1 50mg），置 50ml 量瓶中，加水溶解并稀释至刻度，摇匀，滤过，弃去初滤液，精密量取续滤液 2ml 两份，置 100ml 量瓶中，分别用缓冲液（pH 7.0）和盐酸溶液（pH 2.0）稀释至刻度，摇匀。将前者置参比池中，后者置样品池中，在 247nm 波长处测定差示吸收值。由回归方程求得维生素 B_1 浓度，计算维生素 B_1 片的含量。本品含维生素 B_1 应为标示量的 90.0%～110.0%。

【注意事项】

(1) 上述指出的测定波长（247nm）仅供参考，因为不同仪器的波长可能存在差异，可根据测得的差示光谱图自行选择合适波长。

(2) 测定标准系列溶液的 ΔA 时，一定要遵循先稀后浓的原则，尽可能消除测定误差。

(3) 缓冲液（pH 7.0）配制：取磷酸二氢钾 0.68g，加氢氧化钠（0.1mol/L）29.1ml，用水稀释至 100ml，即得。

(4) 盐酸液（pH 2.0）配制：取盐酸 9ml，加水稀释成 100ml。取 10ml 加水稀释成 1000ml，即得。

(5) 本实验线性范围为 10～30μg/ml，其回归方程：ΔA = 0.002+0.0213C；r = 0.9996。

【思考题】

(1) 说明差示光谱法的测定原理，如何消除干扰的？如何选择两种溶液？如何选择测定波长？

(2) 在药物分析中用于消除干扰的其他紫外光谱法有哪些？

三、GC 法测定药物含量

实验 21　维生素 E 片的含量测定

【目的要求】

掌握气相色谱内标法测定药物含量的方法与计算；熟悉气相色谱仪的工作

原理和操作方法。

【仪器与试药】

(1) 主要仪器：分析天平、量瓶、研钵、称量瓶、移液管、棕色具塞锥形瓶、气相色谱仪、色谱柱（涂布浓度为 2% 的 OV-17 填充柱或非极性毛细管柱）。

(2) 试药：维生素 E 片（Vitamin E Tablet）、维生素 E 对照、正三十二烷、正己烷。

【实验方法】

(1) 色谱条件与系统适用性试验：以硅酮（OV-17）为固定液，涂布浓度为 2% 的填充柱，或用 100% 二甲基聚硅氧烷为固定液的毛细管柱；柱温为 265℃。理论板数按维生素 E 峰计算不低于 500（填充柱）或 5000（毛细管柱），维生素 E 峰与内标物质峰的分离度应符合要求。

(2) 校正因子的测定：取正三十二烷适量，加正己烷溶解并稀释成每 1ml 中含 1.0mg 的溶液，作为内标溶液。另取维生素 E 对照品约 20mg，精密称定，置棕色具塞瓶中，精密加内标溶液 10ml，密塞，振摇使溶解，取 1～3μl 注入气相色谱仪，计算校正因子。

(3) 测定法：取维生素 E（图 3-19）20 片，精密称定，研细，精密称取适量（约相当于维生素 E 20mg），置棕色具塞瓶中，精密加内标溶液 10ml，密塞，振摇，使维生素 E 溶解，静置，取上清液 1～3μl 注入气相色谱仪，测定，计算，即得。

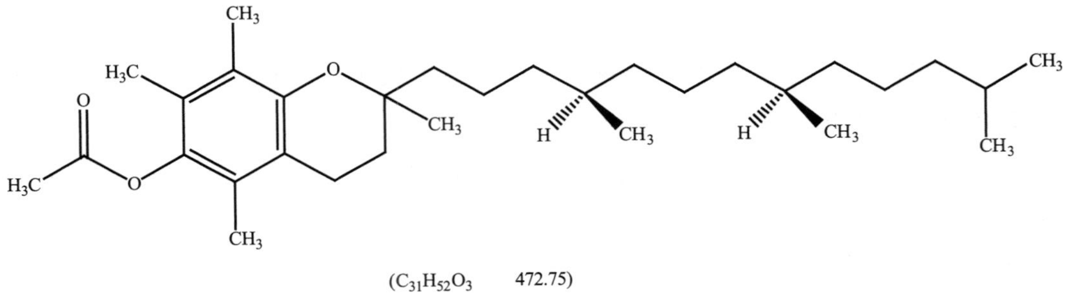

$(C_{31}H_{52}O_3$ 472.75)

合成型维生素 E

图 3-19　实验用药结构式

【注意事项】

(1) 色谱柱的使用温度：各种固定相均有最高使用温度的限制，为延长色谱柱的使用寿命，在分离度达到要求的情况下尽可能选择低的柱温。开机时，要先通载气，再升高气化室、检测室温度和分析柱温度，为使检测室温度始终高于分析柱温度，可先加热检测室，待检测室温度升至近设定温度时再升高分析柱温度；关机前须先降温，待柱温降至50℃以下时，才可停止通载气、关机。

(2) 进样操作：为获得较好的精密度和色谱峰形状，手动进样时要求进针、留针、拔针操作应一致，进、拔针速度要快而果断。

(3) FID检测器的使用：为避免被测物冷凝在检测器上而污染检测器，检测器的温度必须高于柱温30℃，并不得低于150℃。用峰高定量时，需保持载气流速恒定。

【思考题】

(1) GC法的定量方法有哪些？内标法测定有何优点？

(2) 如何选择内标？

(3)《中华人民共和国药典（2020年版）》收载的维生素E有合成型和天然型两种，在质量控制上有何不同？

四、HPLC法测定药物含量

实验22　左炔诺孕酮片的含量测定

【目的要求】

掌握片剂取样量、标示量的概念和含量计算；熟悉高效液相色谱仪的工作原理与基本操作。

【仪器与试药】

(1) 主要仪器：分析天平、研钵、量瓶、漏斗及漏斗架、定量滤纸、C_{18}柱、高效液相进样针、高效液相色谱仪。

(2) 试药：乙腈、左炔诺孕酮片（规格0.75mg、1.5mg）、左炔诺孕酮对照品。

【实验方法】

(1) 色谱条件与系统适用性试验：以十八烷基硅烷键合硅胶为填充剂；以乙腈 – 水（70：30）为流动相；检测波长为 240nm。理论板数按左炔诺孕酮峰计算不低于 2000。

(2) 测定法：取左炔诺孕酮（图 3-20）20 片，精密称定，研细，精密称取适量（约相当于左炔诺孕酮 3.75mg），置 50ml，量瓶中，加流动相适量，超声处理使左炔诺孕酮溶解，放冷，用流动相稀释至刻度，摇匀，滤过，精密量取续滤液 20μl，注入液相色谱仪，记录色谱图；另取左炔诺孕酮对照品适量，用流动相制成每 1ml 中约含 75μg 的对照品溶液，同法测定，按外标法以峰面积计算，即得。本品含左炔诺孕酮应为标示量的 90.0%～110.0%。

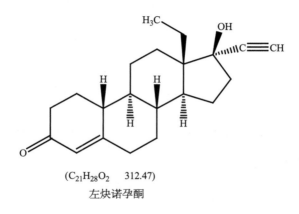

(C$_{21}$H$_{28}$O$_2$ 312.47)

左炔诺孕酮

图 3-20　实验用药结构式

【注意事项】

(1) 配制流动相的水必须是高纯水，用作流动相成分的水应每天更换。

(2) 流动相使用前必须经过滤、脱气处理。更换流动相时，必须先停泵，待压力降至零时，将滤头提出液面，置另一流动相中。

(3) 定量环手动进样时，为获得较好的进样重复性，进样量应大于定量环体积的 2～5 倍，以避免层流造成的进样误差。

【思考题】

根据左炔诺孕酮结构，还可采用其他哪些方法测定其含量？

实验 23 盐酸二甲双胍肠溶胶囊的含量测定

【目的要求】

掌握胶囊的取样方法和含量计算；熟悉反相离子对色谱法测定药物含量的原理和实验条件的选择。

【仪器与试药】

(1) 主要仪器：分析天平、研钵、量瓶、移液管、漏斗及漏斗架、定量滤纸、C_{18} 柱、高效液相进样针、高效液相色谱仪。

(2) 试药：乙腈、0.05% 庚烷磺酸钠溶液（用 10% 磷酸溶液调节 pH 至 4.0）、0.1mol/L 盐酸溶液、0.2mol/L 磷酸钠溶液、盐酸二甲双胍肠溶胶囊（规格：0.25g、0.5g）、盐酸二甲双胍对照品。

【实验方法】

(1) 色谱条件与系统适用性试验：以十八烷基硅烷键合硅胶为填充剂，以 0.05% 庚烷磺酸钠溶液（用 10% 磷酸溶液调节 pH 至 4.0）– 乙腈（84：16）为流动相；检测波长为 233nm。理论板数按盐酸二甲双胍峰计算不低于 2000。

(2) 测定法：取装量差异项下的内容物，研细，精密称取适量（约相当于盐酸二甲双胍 50mg），置 200ml 量瓶中，加缓冲液（0.1mol/L 盐酸溶液 750ml，加 0.2mol/L 磷酸钠溶液 250ml，混匀，必要时用 2mol/L 盐酸溶液或 2mol/L 氢氧化钠溶液调节溶液的 pH 至 6.8）100ml，振摇 10min 使盐酸二甲双胍溶解，用上述缓冲液稀释至刻度，摇匀，滤过，弃去初滤液 20ml，精密量取续滤液适量，用流动相定量稀释制成每 1ml 中约含盐酸二甲双胍 20μg 的溶液。精密量取 20μl 注入液相色谱仪，记录色谱图；另精密称取盐酸二甲双胍对照品，加流动相溶解并定量稀释制成每 1ml 中约含 20μg 的溶液，同法测定。按外标法以峰面积计算，即得。

实验用药结构式见图 3–21。

【注意事项】

胶囊剂取样方法：取盐酸二甲双胍肠溶胶囊 20 粒，精密称定重量，倾出内容物，混合，备用。用小刷子或其他适宜用具擦拭净囊壳，再精密称定囊壳重量，求出平均装

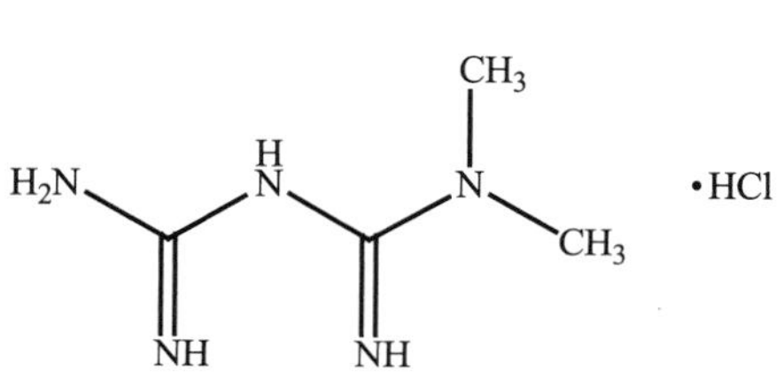

$(C_4H_{11}N_5 \cdot HCl \quad 165.63)$
盐酸二甲双胍

图 3–21 实验用药结构式

081

量，然后取内容物，按测定法操作。

【思考题】

(1) 流动相中 0.05% 庚烷磺酸钠溶液起何作用？

(2) 常用离子对试剂有哪些？哪些条件影响离子对色谱分离？

五、旋光法、折光法测定药物含量

实验 24　葡萄糖注射液的含量测定

【目的要求】

掌握比旋度、折光率的概念和求算方法；掌握旋光法、折光法测定药物含量的原理与计算；熟悉旋光仪和折光仪的使用操作。

【仪器与试药】

(1) 主要仪器：自动旋光仪、1dm 旋光测定管、25℃恒温水浴、擦镜纸、移液管、量瓶、阿贝折光仪。

(2) 试药：氨试液、葡萄糖注射液（100ml∶5g；500ml∶50g；100ml∶50g）。

【实验方法】

(1) 旋光法：精密量取本品适量（约相当于葡萄糖 10g），置 100ml 量瓶中，加氨试液 0.2ml（10% 或 10% 以下规格的本品可直接取样测定），用水稀释至刻度，摇匀，静置 10min，得供试液，于 25℃依法测定旋光度。将测定管用供试液体冲洗数次，缓缓注入供试液体适量（注意勿使发生气泡），加盖密封后，置于旋光计样品室内，缓缓旋转检偏镜检视，至视野中均匀明亮，读取刻度盘上表示的度数，即得供试液的旋光度，记录旋光度。使偏振光向右旋转者（顺时针方向）为右旋，以"+"符号表示，使偏振光向左旋转者（反时针方向）为左旋，以"−"符号表示，同法读取旋光度 3 次，取其平均数按同法测定蒸馏水的读数为空白，求得样品的旋光度。与 2.0852 相乘，即得供试量中含有葡萄糖的重量（g）。本品含葡萄糖应为标示量的 95.0%～105.0%。

(2) 折光法：将折光计置于光线充足的台面上，与恒温水浴连接将折光计棱镜的温度调至 20±1℃，分开两面棱镜，用擦镜纸将镜面轻轻拂拭清洁后（或用擦镜纸蘸取中性乙醚轻拭镜面，乙醚挥干），在下面棱镜中央滴蒸馏水 1～2 滴，合闭棱镜，待蒸馏水与棱镜的温度一致，转动分界调节螺旋，使标尺读数为1.3330，再旋转调节补偿棱镜的螺旋，消除虹彩使明暗分界线清晰，然后用小钥匙插入观察镜的筒旁小孔内的螺钉上，轻轻转动，直到明暗线恰好移到十字交叉线的交叉点上，此时折光计的零点调节完毕，再分开两面棱镜，用擦镜纸将镜面轻轻拭洁净后，在下面棱镜中央滴供试液（5%葡萄糖注射液）1～2滴，合闭棱镜，待供试液与棱镜的温度一致，旋转调节补偿棱镜的螺旋，清除彩虹使明暗分界线清晰，再转动分界调节螺旋，使明暗交界线对准在十字交叉线的交叉点上，根据标尺刻度记录读数，读数应精确至小数点后第四位（最后一位为估计数字），轮流从一边再从另一边将分界线对准在十字交叉线上，重复观察及记录读数三次，读数间的差数不应大于0.0003，所得读数的平均值，即为供试品的折光率。

按下式计算 100ml 供试液中含有的 $C_6H_{12}O_6 \cdot H_2O$ 的重量（g），并计算标示量的百分含量。

$$100mL \text{ 中 } C_6H_{12}O_6 \cdot H_2O \text{ 的重量（g）} = \frac{n_D^t - n_{D水}^t}{F}$$

$$= \frac{该供试液的折光率（n_D^t）-同温度时溶剂的折光率（n_{D水}^t）}{折光因素（F）}$$

$$20℃时蒸馏水的 n_{D水}^t = 1.3330$$

$$20℃时葡萄糖的折光因素（F）= 0.00142$$

【注意事项】

(1) 本品为葡萄糖的灭菌水溶液。葡萄糖的分子结构中五个碳（C*）都是手性碳原子，具有旋光性。当直线偏振光通过该具有光学活性的化合物溶液时，能引起旋光现象，使偏振光的平面向左或向右旋转。此种旋转在一定条件下，有一定的度数，称为旋光度。旋光度（α）与溶液的浓度（C）和偏振光透过溶液的厚度（l）成正比。当偏振光透过厚 1 dm 并每 1ml 中含有旋光性物质 1g 的溶液时，在一定波长与温度下测定的旋光度称为比旋度 $[\alpha]_D^t$，即 $[\alpha]_D^t = \frac{\alpha}{l \cdot C}$。式中，$D$ 为钠光谱的 D 线（589.3nm），t 为测定时的温度。葡萄糖的比旋度 $[\alpha]_D^{25} = +52.75°$。所以测定待测葡萄糖溶液的旋光度即可求得其含量。

(2) 旋光测定管装样时应注意光路中不应有气泡，外壁用擦镜纸轻轻擦拭干净，样品测定前应用溶剂进行空白校正，注意测定管放置位置与方向，校正与测定时应一致。测定完毕后应立即用水洗净测定管并晾干，切勿用刷子刷或用高温烘烤测定管。

(3) 供试液配制时加氨试液的目的是加速葡萄糖变旋，使溶液的旋光度尽快达到平衡。因为葡萄糖有两种互变异构体，α型与β型，在水溶液中，通过直链醛式进行互变，最后达到平衡（图3-22）。这种现象称为变旋，变旋过程一般需6h以上，加热、加酸或加弱碱可加速平衡到达。平衡时，葡萄糖的三种形式各占一定比例，此时溶液的旋光度也趋于恒定。

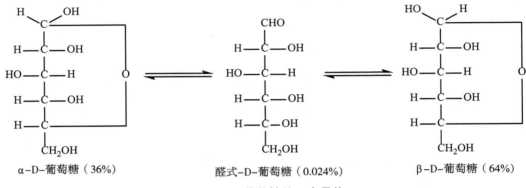

α-D-葡萄糖（36%）   醛式-D-葡萄糖（0.024%）   β-D-葡萄糖（64%）

图 3-22   葡萄糖的互变异构

(4) 光线自一种透明介质进入另一透明介质的时候，由于两种介质的密度不同，光速发生变化，即发生折射现象。一般折光率系指光线在空气中的速度与在供试品中的速度之比值，用 m 表示。D 为钠光谱的 D 线（589.3nm），t 为测定时的温度，折光率与水溶液中溶质浓度的关系可用下式表示：$n_D^t = n_{D水}^t + F \cdot P$（$P$ 为百分浓度，即 100ml 水溶液中含的溶质克数）。

(5) 葡萄糖分子结构中具有手性碳原子，具有旋光性。注射液中其他成分如抗氧剂亚硫酸氢钠等无旋光性。故该法准确度高，选择性好，为我国药典所采用。折光法是通过测定光线在空气中传播的速度与在供试液中传播的速度之比即折光率来进行含量测定的。所以任何一种物质都有其折光率。由于葡萄糖注射液中还含有少量抗氧剂等物质，也有一定程度的折光现象，所以该法虽然快速、简便，但测得结果比旋光法要高。

【思考题】

(1) 含量计算中"2.0852"数据是怎么来的？

(2) 什么是比旋度？比旋度测定值受哪些因素影响？

(3) 从基本原理和测得结果比较两种方法的优缺点。

六、凯氏定氨法测定药物含量

实验 25　硫酸软骨素钠中含氮量测定

【目的要求】

掌握凯氏定氮法测量药物含氮量的原理及结果计算；熟悉半微量凯氏定氮法操作方法。

【仪器与试药】

(1) 主要仪器：分析天平、50ml 凯氏烧瓶、小漏斗、玻璃珠、无灰滤纸、剪刀、电炉、量筒、约 20cm 长玻棒、万用夹、铁架台、凯氏定氮蒸馏装置、100ml 锥形瓶、酸式滴定管与滴定管架。

(2) 试药：硫酸钾（或无水硫酸钠）、30% 硫酸铜、硫酸、2% 硼酸溶液、甲基红指示液、稀硫酸、甲基红－溴甲酚绿混合指示液、40% 氢氧化钠、硫酸滴定液（0.005mol/L）、硫酸软骨素钠。

【实验方法】

取硫酸软骨素钠（图 3–23）适量（约相当于含氮量 1.0～2.0mg），精密称定，置干燥的 30～50ml 凯氏烧瓶中，加硫酸钾（或才水硫酸钠）0.3g 与 30% 硫酸铜溶液 5 滴，再沿瓶壁滴加硫酸 2.0ml；在凯氏烧瓶口放一小漏斗，并使凯氏烧瓶成 45° 斜置，用小火缓缓加热使溶液保持在沸点以下，等泡沸停止，逐步加大火力，沸腾至溶液成澄明的绿色后，继续加热 10min，放冷，加水 2ml。

取 2% 硼酸溶液 10ml，置于 100ml 锥形瓶中，加甲基红－溴甲酚绿混合指示液 5 滴，将冷凝管尖端插入液面下。然后，将凯氏烧瓶中内容物由漏斗（D）转入蒸馏瓶中，用水少量淋洗凯氏烧瓶及漏斗数次，再加入 40% 氢氧化钠溶液 10ml，用少量水再洗漏斗数次，关夹（G），加热烧瓶（A）进行蒸气蒸馏，至硼酸液开始由酒红色，变为蓝绿色时起，继续蒸馏约 10min 后，将冷凝管尖端提出液面，使蒸气继续冲洗约 1min，用水淋洗尖端后停止蒸馏。馏出液用硫酸滴定液（0.005mol/L）滴定至溶液由蓝绿色变为灰紫色，并将滴定的结果用空白试验（空白和供试品所得馏出液的容积应基本相同，70～75ml）校正。每 1ml 硫酸滴定液（0.005mol/L）相当于 0.1401mg 的氮。本品按干燥品计算，含氮量应为 2.5%～3.5%。蒸馏装置如图 3–24。

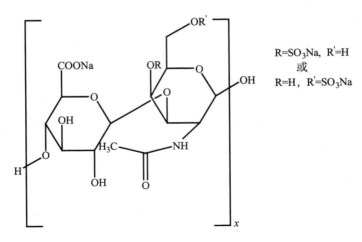

$$[H(C_{14}H_{19}NNa_2O_{14}S)_x OH]$$
硫酸软骨素钠

图 3-23　实验用药结构式

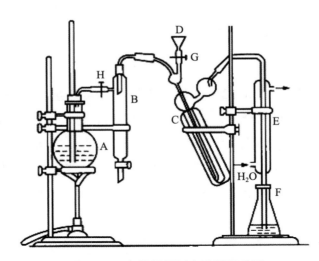

图 3-24　半微量氮测定法蒸馏装置

A. 水蒸气发生瓶；B. 安全瓶；C. 蒸馏瓶；D. 进样漏斗；E. 冷凝管；
F. 接收瓶；G 和 H. 开关夹子

【注意事项】

(1) 消解破坏时注意加热部位保持在液面之下，先小火加热，使消解液保持在沸点以下，此时溶液变黑产生泡沸，有大量的白色烟雾产生。凯氏烧瓶不宜夹得过紧，同时应时时转动烧瓶，使溅于瓶壁上的供试品被回流的硫酸淋洗下，以保证消解完全。

(2) 蒸馏装置连接处应严密，蒸馏前用水蒸气冲洗管路装置。加碱液后溶液应出现蓝色和黑色沉淀物，这是碱与硫酸铜反应，生成氢氧化铜，部分分解成氧化铜所致。若无黑色氧化铜析出，说明加入碱量不足，应补足碱量或重做实验。

(3) 蒸馏时初蒸速度不宜太快，溶液沸腾不宜过猛，以免液体溅至氮气球进入硼酸接收液而干扰氮的测定，或氨蒸出后未能及时被吸收而逸出。蒸馏过程中应防止温度骤然变化引起硼酸接收液倒吸。

【思考题】

(1) 说明凯氏定氮法测量药物含氮量的原理。

(2) 根据本品氮含量限度（2.5%～3.5%），取相当于含氮量 1.0～2.0mg 的样品量是多少？

第4章 设计性实验

设计性实验主要是通过对药品质量评价中的某一检测指标进行实验设计实验研究和撰写研究报告，来模拟科学研究过程。内容涉及药物的性状、鉴别、检查和含量测定等分析方法的研究，以及合成药物的纯度分析、中药提取物的质量评价、制剂处方工艺与质量考察等跨学科的综合设计性实验。学生根据题意和要求，通过文献资料的查阅和对文献内容的归纳分析，自行设计实验方案，通过开题报告，进一步修改实验方案后，独立完成实验所需的各项准备工作和实样测定，写出分析研究报告，并通过论文答辩。

第一节 物理常数测定设计

实验 26 药物的吸收系数确定

【实验内容与要求】

(1) 提出问题：在新药研究中，如何确定被研究药物的百分吸收系数以甲氧苄啶或醋酸可的松为例，设计 $E_{1cm}^{1\%}$ 的测定方法。

(2) 设计要求：首先选择溶解样品的合适溶剂，确定测定波长和供试液的浓度范围，然后按照新药注册要求，建立药物的 $E_{1cm}^{1\%}$ 测定方法。

【开题报告】

根据题意，查阅相关文献，设计实验方案，写出开题报告。报告内容应包括研究意义、实验方法、实验所需条件（试药与配制方法、仪器与器材等）、分析计算、参考文献及可行性分析（可能出现的问题与解决办法）等。用 PPT 在课堂上进行汇报，接受老师和同学的提问，然后对实验方案作进一步修改。

【实验方案的实施】

向实验室提交实验所需仪器、试药，预约实验时间。自行配制实验所需各种试剂，按设计方案进行实验，并根据实际分析结果，及时修正实验方案，在一定的时间范围内完成实验任务。

【研究报告】

按研究论文书写格式写出实验报告。内容包括题目、姓名、单位、摘要（结构式）、关键词、正文（前言、实验材料、方法与结果、讨论）、参考文献等，附必要的图谱。

实验 27　药物的比旋度确定

【实验内容与要求】

(1) 提出问题：在新药研究中，如何确定被研究药物的比旋度 $[\alpha]_D^t$，以盐酸四环素、普鲁卡因青霉素、硫酸奎宁或醋酸可的松为例。

(2) 设计要求：先选择溶解样品的合适溶剂（注意溶剂对旋光性的影响），确定供试液的浓度范围（旋光法线性范围窄），然后按照新药注册要求，建立药物的比旋度 $[\alpha]_D^t$ 测定方法。

【开题报告】

从上述 4 个药物中选取 1～2 个药物作为研究对象，开题要求同"药物的吸收系数确定"。

【实验方案的实施】

同"药物的吸收系数确定"。

【研究报告】

同"药物的吸收系数确定"。

第二节　鉴别实验方法设计

实验 28　头孢类抗生素的薄层色谱鉴别实验

【实验内容与要求】

(1) 头孢拉定片的鉴别实验。

(2) 头孢丙烯片的鉴别实验。

(3) 头孢克洛片的鉴别实验。

(4) 注射用头孢孟多酯钠的鉴别实验。

(5) 设计要求：同"药物的吸收系数确定"。

【开题报告】

同"药物的吸收系数确定"。

【实验方案的实施】

同"药物的吸收系数确定"。

【研究报告】

同"药物的吸收系数确定"。比较正、反相薄层色谱的差异。

第三节　杂质检查方法设计

实验 29　有关物质的色谱检查

【实验内容与要求】

(1) 盐酸苯海拉明片中有关物质的检查。

(2) 盐酸普鲁卡因注射液中对氨基苯甲酸的检查。

(3) 灰黄霉素片中有关物质的检查。

(4) 设计要求：采用 TLC 法或 HPLC 法，设计内容包括最佳色谱条件的选择、杂质限量计算和方法学评价。

【开题报告】

从上述 3 个药物中选取 1 个药物作为研究内容，查阅相关文献，设计杂质检查方法，写出开题报告。开题要求同"药物的吸收系数确定"。

【实验方案的实施】

同"药物的吸收系数确定"。

【研究报告】

同"药物的吸收系数确定"。

实验 30　药物中残留溶剂的测定

【实验内容与要求】

(1) 提出问题：一些药物中可能残留有乙酸乙酯、二氯甲烷、异丙醚、甲醇、四氢呋喃等，请用适当方法证明药物中有机溶剂残留量符合规定。

(2) 设计要求：采用气相色谱法，以毛细管柱顶空进样法测定，比较外标法和标准溶液加入法的差异，考察顶空进样中基质效应影响；或以溶液直接进样法测定，比较外标法和内标法（自己选择内标物质）的差异。方法设计中首先应选择溶解样品的溶剂，采用相同的溶剂配制对照液，根据样品浓度和有机溶剂限量，配制对照液浓度，注意有机溶剂的比重。

【开题报告】

从上述 5 种残留溶剂中选择 2～3 种，参考《中华人民共和国药典》方法和要求，设计残留溶剂测定方法，包括色谱条件的选择、残留溶剂的定性、干扰峰的排除、方法学研究、限量计算等，写出开题报告。开题要求同"药物的吸收系数确定"。

【实验方案的实施】

同"药物的吸收系数确定"。

【研究报告】

同"药物的吸收系数确定"。

实验 31　药物中砷盐检查方法比较

【实验内容与要求】

(1) 提出问题：《中华人民共和国药典》收载了哪几种测定砷盐的方法？对某一药物中的砷盐含量进行检查，比较不同测定方法的优缺点。

(2) 设计要求：采用 Ag-DDC 法、古蔡氏法或其他适当方法，设计定量或半定量方法，建立砷盐限度控制方法。

【开题报告】

参考《中华人民共和国药典》方法，根据药物结构，考虑采用破坏后测定或直接测定法，写出开题报告。开题要求同"药物的吸收系数确定"。

【实验方案的实施】

同 "药物的吸收系数确定"。

【研究报告】

同 "药物的吸收系数确定"。

第四节 含量测定方法设计

实验 32 双波长法测定药物含量

【实验内容与要求】

(1) 复方磺胺甲噁唑片中磺胺甲噁唑的含量测定。

(2) 复方磺胺甲噁唑片中甲氧苄啶的含量测定。

(3) 复方氨基比林注射液中安替比林的含量测定。

(4) 设计要求：从上述内容中选择 1 个题目作为研究对象。设计内容包括测定原理、两个波长的选择、样品测定方法与计算、部分方法学评价（专属性、线性、精密度、回收率等）。

【开题报告】

同 "药物的吸收系数确定"。

【实验方案的实施】

同 "药物的吸收系数确定"。

【研究报告】

同 "药物的吸收系数确定"。

实验 33 差示光谱法测定药物含量

【实验内容与要求】

一些药物在不同介质中具有不同的紫外吸收光谱，如何利用这些吸收光谱的差异设计测定下述药物制剂中某一有效成分的含量，以消除制剂中辅料和其他有效成分的干扰。

(1) 苯巴比妥制剂的含量测定。

(2) 抗感冒片中对乙酰氨基酚的含量测定。

(3) 六味地黄丸中丹皮酚的含量测定。

(4) 设计要求：从上述内容中选择 1 个题目作为研究对象。设计内容有括测定原理。不同介质的选择、吸收光谱绘制与测定波长选择、样品测定方法与计算、部分方法学评价（专属性、线性、精密度、回收率等）。

【开题报告】

同"药物的吸收系数确定"。

【实验方案的实施】

同"药物的吸收系数确定"。

【研究报告】

同"药物的吸收系数确定"。

实验 34　HPLC 法测定维生素 A 的含量

【实验内容与要求】

(1) 反相 HPLC 法。

(2) 正相 HPLC 法。

(3) 设计要求：内容包括色谱条件的选择、样品溶液的制备与测定、含量计算、与紫外三点校正法的比较、部分方法学评价（专属性、线性、精密度、回收率等）。

【开题报告】

同"药物的吸收系数确定"。

【实验方案的实施】

同"药物的吸收系数确定"。

【研究报告】

同"药物的吸收系数确定"。

实验 35   维生素 B₁ 的含量测定方法比较

【实验内容与要求】

维生素 B₁ 及其制剂的含量测定可以采用非水溶液滴定法、硫色素荧光法、紫外光谱法、HPLC 法、硅钨酸重量法等。自行设计 1 种含量测定方法，并与《中华人民共和国药典（2020 年版）》方法进行比较。

【开题报告】

同"药物的吸收系数确定"。

【实验方案的实施】

同"药物的吸收系数确定"。

【研究报告】

同"药物的吸收系数确定"。

实验 36   中药提取物中有效成分的含量测定

【实验内容与要求】

(1) 皂苷类成分的含量测定。

(2) 槐花提取物中芦丁的含量测定。

(3) 设计要求：采用 HPLC 法和比色法，比较两种方法所得结果的差异；或采用 HPLC 法，比较不同检测器测得结果，如 HPLC– 蒸发光散射检测器检测与 HPLC– 紫外检测器检测。

【开题报告】

从上述 2 个内容中选择 1 个题目作为研究对象，设计实验方法，写出开题报告。开题要求同"药物的吸收系数确定"。

【实验方案的实施】

同"药物的吸收系数确定"。

【研究报告】

同"药物的吸收系数确定"。

附录 A   化学药物质量标准建立的规范化过程技术指导原则（节选）

本指导原则针对药物研发的不同情况（原料药及各种制剂）和申报的不同阶段（申请临床研究、申报生产等），阐述质量研究和质量标准制订的一般原则和内容，重点强调药物研发的自身规律、质量研究和质量标准的阶段性，以及质量标准建立的规范化过程。

基本内容分四个部分：质量标准建立的基本过程、药物的质量研究、质量标准的制订和质量标准的修订。

一、质量标准建立的基本过程

药物质量标准的建立主要包括以下过程，即确定质量研究的内容、进行方法学研究、确定质量标准的项目及限度、制订及修订质量标准。以上过程密切相关、相互支持。

1. 质量研究内容的确定

药物的质量研究是质量标准制订的基础，质量研究的内容应尽可能全面，既要考虑一般性要求，又要有针对性。确定质量研究的内容，应根据所研制产品的特性（原料药或制剂）、采用的制备工艺，并结合稳定性研究结果，以使质量研究的内容能充分地反映产品的特性及质量变化的情况。

(1) 研制药物的特性：原料药一般考虑其结构特征、理化性质等；制剂应考虑不同剂型的特点、临床用法，复方制剂不同成分之间的相互作用，以及辅料对制剂安全性和有效性的影响（如眼用制剂中的防腐剂、注射剂中的抗氧剂或稳定剂等）。

(2) 制备工艺对药物质量的影响：原料药通常考虑在制备过程中所用的起始原料及试剂、制备中间体及副反应产物，以及有机溶剂等对最终产品质量的影响。制剂通常考虑所用辅料，不同工艺的影响，以及可能产生的降解产物等。同时还应考虑生产规模的不同对产品质量的影响。

(3) 药物的稳定性：确定质量研究内容时还应参考药物稳定性的研究结果，

应考虑在贮藏过程中质量可能发生的变化和直接接触药品的包装材料对产品质量的影响。

2. 方法学研究

方法学研究包括方法的选择和方法的验证。通常要根据选定的研究项目及试验目的选择试验方法。一般要有方法选择的依据，包括文献依据、理论依据及试验依据。常规项目通常可采用药典收载的方法。鉴别项应重点考察方法的专属性；检查项重点考察方法的专属性、灵敏度和准确性；有关物质检查和含量测定通常要采用两种或两种以上的方法进行对比研究，比较方法的优劣，择优选择。选择的试验方法应经过方法的验证。

3. 质量标准项目及限度的确定

质量标准的项目及限度应在充分的质量研究基础上，根据不同药物的特性确定，以达到控制产品质量的目的。质量标准中既要设置通用性项目，又要设置针对产品自身特点的项目，能灵敏地反映产品质量的变化情况。质量标准中限度的确定通常基于安全性、有效性的考虑，研发者还应注意工业化生产规模产品与进行安全性、有效性研究样品质量的一致性。对一般杂质，可参照现行版《中国药典》的常规要求确定其限度，也可参考其他国家的药典。对特殊杂质，则需有限度确定的试验或文献的依据。

4. 质量标准的制订

根据已确定的质量标准的项目和限度，参照现行版《中华人民共和国药典》的规范用语及格式，制订出合理、可行的质量标准。质量标准一般应包括药品名称（通用名、汉语拼音名、英文名）、化学结构式、分子式、分子量、化学名（对原料药）、含量限度、性状、理化性质（原料药）、鉴别、检查（原料药的纯度检查项目、与剂型相关的质量检查项目等）、含量（效价）测定、类别、规格（制剂）、贮藏、制剂（原料药）、有效期等项内容。各项目应有相应的起草说明。

5. 质量标准的修订

(1) 质量标准的阶段性：按《药品注册管理办法》（试行），药品的质量标准分为临床研究用质量标准、生产用试行质量标准、生产用正式质量标准。药物研发阶段的不同，其质量标准制订的侧重点也应不同。临床研究用质量标准重点在于保证临床研究用样品的安全性，质量标准中的质量控制项目应全面，限度应符合临床研究安全性和有效性的要求。生产用试行质量标准可根据生产工艺中试研究或工业化生产规模产品质量的变化情况，并结合临床研究的结果对质量标准中的项目或限度做适当的调整和修订；在保证产品质量可控性、安全性和有效性的同时，还要注重质量标准的实用性；质量标准试行期间，需继续对质量标准中项目的设置、采用的方法及设定的限度进行研究，积累多批产品的实测数据，在试行标准转正时进行修订。

(2) 质量标准的修订：随着药物研发的进程、分析技术的发展、产品质量数据的积累，以及生产工艺的放大和成熟，质量标准应进行相应的修订。研发者通常还应考虑处方工艺变更、改换原料药生产单位等对质量标准的影响。质量标准的完善过程通常要伴随着产品研发和生产的始终。一方面使质量标准能更客观、全面及灵敏地反映产品质量的变化情况，并随着生产工艺的成熟和稳定，以及产品质量的提高，不断提高质量标准；另一方面是通过实践验证方法的可行性和稳定性，并随着新技术的发展，不断地改进或优化方法，使项目设置更科学、合理，方法更成熟、稳定，操作更简便、快捷，结果更准确、可靠。

二、药物的质量研究

1. 质量研究用样品和对照品

药物质量研究一般需采用试制的多批样品进行，其工艺和质量应稳定。临床前的质量研究工作可采用有一定规模制备的样品（至少三批）进行。临床研究期间，应对中试或工业化生产规模的多批样品进行质量研究工作，进一步考察所拟订质量标准的可行性。研发者需注意工业化生产规模产品与临床前研究样品和临床研究用样品质量的一致性，必要时在保证药品安全有效的前提下，亦可根据工艺中试研究或工业化生产规模产品质量的变化情况，对质量标准中的项目或限度做适当的调整。

新的对照品应当进行相应的结构确证和质量研究工作，并制订质量标准。

2. 原料药质量研究的一般内容

原料药的质量研究应在确证化学结构或组分的基础上进行。原料药的一般研究项目包括性状、鉴别、检查和含量测定等几个方面。

(1) 性状

① 外观、色泽、臭、味、结晶性、引湿性等：此为药物的一般性状，应予以考察，并应注意在贮藏期内是否发生变化，若有变化，应如实描述，如遇光变色、易吸湿、风化、挥发等情况。

② 溶解度：通常考察药物在水及常用溶剂（与该药物溶解特性密切相关的、

配制制剂、制备溶液或精制操作所需用的溶剂等）中的溶解度。

③ 熔点或熔距：熔点或熔距是已知结构化学原料药的一个重要的物理常数，熔点或熔距数据是鉴别和检查该原料药的纯度指标之一。常温下呈固体状态的原料药应考察其熔点或受热后的熔融、分解、软化等情况。结晶性原料药一般应有明确的熔点，对熔点难以判断或熔融同时分解的品种应同时采用热分析方法进行比较研究。

④ 旋光度或比旋度：旋光度或比旋度是反映具光学活性化合物固有特性及其纯度的指标。对这类药物，应采用不同的溶剂考察其旋光性质，并测定旋光度或比旋度。

⑤ 吸收系数：化合物对紫外 – 可见光的选择性吸收及其在最大吸收波长处的吸收系数，是该化合物的物理常数之一，应进行研究。

⑥ 其他：如液体原料药应考察相对密度、凝点、馏程、折光率、黏度；脂肪与脂肪油类药物应研究碘值、酸值、皂化值、羟值等。

(2) 鉴别：原料药的鉴别试验要采用专属性强，灵敏度高、重复性好，操作简便的方法，常用的方法有化学反应法、色谱法和光谱法等。

① 化学反应法：选择官能团专属的化学反应进行鉴别。包括显色反应、沉淀反应、盐类的离子反应等。

② 色谱法：可采用 GC 法、HPLC 法的保留时间及 TLC 法的比移值（R_f）和显色等进行鉴别。

③ 光谱法：常用的光谱法有红外吸收光谱法和紫外 – 可见吸收光谱法。红外吸收光谱法是原料药鉴别试验的重要方法，应注意根据产品的性质选择适当的制样方法。紫外 – 可见吸收光谱法应规定在指定溶剂中的最大吸收波长，必要时，规定最小吸收波长；或规定几个最大吸收波长处的吸光度比值或特定波长处的吸光度，以提高鉴别的专属性。

(3) 检查：检查项目通常应考虑安全性、有效性和纯度三个方面的内容。药物按既定的工艺生产和正常贮藏过程中可能产生需要控制的杂质，包括工艺杂质、降解产物、异构体和残留溶剂等。因此要进行质量研究，并结合实际制订出能真实反映产品质量的杂质控制项目，以保证药品的安全有效。

① 一般杂质：包括氯化物、硫酸盐、重金属、砷盐、炽灼残渣等。对一般杂质，试制产品在检验时应根据各项试验的反应灵敏度配制不同浓度系列的对照液，考察多批数据，确定所含杂质的范围。

② 有关物质：主要是在生产过程中带入的起始原料、中间体、聚合体、副反应产物，以及贮藏过程中的降解产物等。有关物质研究是药物质量研究中关键性的项目之一，其含量是反映药物纯度的直接指标。对药物的纯度要求，应基于安全性和生产实际情况两方面的考虑。因此，允许含一定量无害或低毒的共存物，但对有毒杂质则应严格控制。毒性杂质的确认主要依据安全性试验资料或文献资料。与已知毒性杂质结构相似的杂质，亦被认为是毒性杂质。具体内容可参阅《化学药物杂质研究的技术指导原则》。

③ 残留溶剂：由于某些有机溶剂具有致癌、致突变、有害健康、危害环境等特性，且残留溶剂亦在一定程度上反映精制等后处理工艺的可行性，故应对生产工艺中使用的有机溶剂在药物中的残留量进行研究。具体内容可参阅《化学药物有机溶剂残留量研究的技术指导原则》。

④ 晶型：许多药物具有多晶型现象。因物质的晶型不同，其物理性质会有不同，并可能对生物利用度和稳定性产生影响，故应对结晶性药物的晶型进行研究，确定是否存在多晶型现象；尤其对难溶性药物，如果其晶型有可能影响药物的有效性、安全性及稳定性时，则必须进行其晶型的研究。晶型检查通常采用熔点、红外吸收光谱、粉末 X 射线衍射、热分析等方法。对于具有多晶型现象，且为晶型选型性的药物，应确定其有效晶型，并对无效晶型进行控制。

⑤ 粒度：用于制备固体制剂或混悬剂的难溶性原料药，其粒度对生物利用度、溶出度和稳定性有较大影响时，应检查原料药的粒度和粒度分布，并规定其限度。

⑥ 溶液的澄清度与颜色、溶液的酸碱度：溶液的澄清度与颜色、溶液的酸碱度是原料药质量控制的重要指标，通常应作此两项检查，特别是制备注射剂用的原料药。

⑦ 干燥失重和水分：此两项为原料药常规的检查项目。含结晶水的药物通常应测定水分，再结合其他试验研究确定所含结晶水的数目。质量研究中一般应同时进行干燥失重检查和水分测定，并将两者的测定结果进行比较。

⑧ 异构体：异构体包括顺反异构体和光学异构体等。由于不同的异构体可能具有不同的生物活性或药代动力学性质，因此，须进行异构体的检查。具有顺、反异构现象的原料药应检查其异构体。单一光学活性的药物应检查其光学异构体，如对映体杂质检查。

⑨ 其他：根据研究品种的具体情况，以及工艺和贮藏过程中发生的变化，

有针对性地设置检查研究项目。如聚合物药物应检查平均分子量等。抗生素类药物或供注射用的原料药（无菌粉末直接分装），必要时检查异常毒性、细菌内毒素或热原、降压物质、无菌等。

(4) 含量（效价）测定：凡用理化方法测定药物含量的称为"含量测定"，凡以生物学方法或酶化学方法测定药物效价的称为"效价测定"。化学原料药的含量（效价）测定是评价产品质量的主要指标之一，应选择适当的方法对原料药的含量（效价）进行研究。

3. 制剂质量研究的一般内容

药物制剂的质量研究，通常应结合制剂的处方工艺研究进行。质量研究的内容应结合不同剂型的质量要求确定。与原料药相似，制剂的研究项目一般亦包括性状、鉴别、检查和含量测定等几个方面。

(1) 性状：制剂的性状是考察样品的外形和颜色。如片剂应描述是什么颜色的压制片或包衣片（包薄膜衣或糖衣），除去包衣后片芯的颜色，以及片子的形状，如异形片（长条形、椭圆形、三角形等）；片面有无印字或刻痕或有商标记号等也应描述。硬胶囊剂应描述内容物的颜色、形状等。注射液一般为澄明液体（水溶液），但也有混悬液或黏稠性溶液，需注意对颜色的描述，还应考察贮藏过程中性状是否有变化。

(2) 鉴别：通常采用灵敏度较高、专属性较强、操作较简便、不受辅料干扰的方法对制剂进行鉴别。鉴别试验一般至少采用两种以上不同类的方法，如化学法和 HPLC 法等。必要时对异构体药物应有专属性强的鉴别试验。

(3) 检查：各种制剂需进行的检查项目，除应符合相应的制剂通则中的共性规定（具体内容请参照现行版《中华人民共和国药典》附录中制剂通则）外，还应根据其特性、工艺及稳定性考察结果，制订其他的检查项目。如口服片剂、胶囊剂除按制剂通则检查外，一般还应进行溶出度、杂质（或已知杂质）等检查；缓控释制剂、肠溶制剂、透皮吸收制剂等应进行释放度检查；小剂量制剂（主药含量低）应进行含量均匀度检查；注射剂应进行 pH、颜色（或溶液的颜色）、杂质（或已知杂质）检查，注射用粉末或冻干品还应检查干燥失重或水分，大体积注射液检查重金属与不溶性微粒等。必要时注射剂要进行异常毒性、升压物质、降压物质的研究。

制剂应对工艺过程与贮藏过程中产生的杂质进行考察，考察重点是降解产物。

制剂工艺中若使用了有机溶剂，应根据所用有机溶剂的毒性和用量进行残留溶剂的检查。静脉注射剂处方中加有抗氧剂、抑菌剂、稳定剂和增（助）溶剂等，眼用制剂处方中加有防腐剂等，口服溶液剂、埋植剂和黏膜给药制剂等处方中加入了影响产品安全性和有效性的辅料时，应视具体情况进行定量研究。

(4) 含量（效价）测定：通常应采用专属、准确的方法对药物制剂的含量（效价）进行测定。

4. 方法学研究

(1) 方法的选择及验证的一般原则：通常应针对研究项目的目的选择有效的质量研究用试验方法。方法的选择要有依据，包括文献的、理论的及试验的依据。常规项目可采用药典收载的方法，视不同情况进行相应的方法验证工作，以保证所用方法的可行性；针对所研究药品的试验方法，应经过详细的方法学验证，确认方法的可行性。

(2) 常规项目试验的方法：常规试验可参照现行版《中华人民共和国药典》凡例和附录收载的方法进行。如溶解度、熔点、旋光度或比旋度、吸收系数、凝点、馏程、相对密度、折光率、黏度、碘值、酸值、皂化值、羟值、pH、水分、干燥失重、粒度、重金属、炽灼残渣、砷盐、氯化物、硫酸盐、溶液的澄清度与颜色、崩解时限、热原（剂量要经过实验探索，或参考有关文献）、细菌内毒素、微生物限度、异常毒性、升压物质、降压物质、不溶性微粒、融变时限、重（装）量差异等。同时还应考虑所研究药品的特殊情况，注意药典方法是否适用，杂质、铺料等是否对试验结果有影响等问题。必要时可对方法的操作步骤等做适当的修订，以适应所研究药品的需要，但修订方法需要有相应的试验或文献依据。若采用与现行版药典不同的方法，则应进行详细的方法学研究，明确方法选择的依据，并通过相应的方法学验证以证实方法的可行性。

(3) 针对所研究药品的试验方法：针对所研究药品的试验方法，如鉴别、杂质检查、残留溶剂检查、制剂的溶出度或释放度检查及含量测定等，均应在详细的方法学研究基础上确定适宜的试验方法。关于方法学验证的具体要求可参阅《化学药物质量控制分析方法验证的技术指导原则》《化学药物杂质研究的技术指导原则》《化学药物有机溶剂残留量研究的技术指导原则》等相关的技术指导原则，以及现行版《中华人民共和国药典》附录中有关的指导原则。

① 鉴别：原料药的鉴别试验常用的方法有化学反应法、色谱法和光谱法等。化学反应鉴别试验应明确反应原理，特别在研究结构相似的系列药物时，应注

意与可能存在的结构相似的化合物的区别，并要进行实验验证。光学异构体药物的鉴别应具有专属性。对一些特殊品种，如果用以上三类方法尚不能鉴别时，可采用其他方法，如用粉末 X 射线衍射方法鉴别矿物药和不同晶型等。

制剂的鉴别试验，其方法要求同原料药。通常尽可能采用与原料药相同的方法，但需注意：由于多数制剂中均加有辅料，应排除制剂中辅料的干扰；有些制剂的主药含量甚微，必须采用灵敏度高、专属性强、操作较简便的方法，如色谱法等。

② 杂质检查：杂质检查通常采用色谱法，研发者可根据杂质的性质选用专属性好、灵敏度高的薄层色谱法、高效液相色谱法和气相色谱法等，有时也可采用呈色反应等方法。

原料药通常采用粗产品、起始原料、中间体和破坏试验降解产物对杂质的检查方法进行优化，确定适宜的试验条件。

高效液相色谱法用于测定杂质含量时，应参照现行版《中华人民共和国药典》附录要求，并根据杂质的实际情况，可以选择：杂质对照品法；加校正因子的自身对照法；不加校正因子的自身对照法。由于不同物质的响应因子会有不同，因此，应对杂质相对于主成分的响应因子进行详细的研究，并根据研究结果确定适宜的方法。

制剂中杂质的检查方法基本同原料药，但要研究制剂中辅料对杂质检查的干扰，并应设法排除辅料的干扰。

③ 溶出度：溶出度检查方法的选择：转篮法，以每分钟 100 转为主；桨法，以每分钟 50 转为主。溶出量一般为 45min 70% 以上，小杯法用于规格小的品种。

溶出介质通常采用水、0.1mol/L 盐酸溶液、缓冲液（pH 3～8 为主）。对在上述溶出介质中均不能完全溶解的难溶性药物，可加入适量的表面活性剂，如十二烷基硫酸钠等。若介质中加入有机溶剂，如异丙醇、乙醇等应有试验或文献的依据，且尽量选用低浓度，必要时应与生物利用度比对。

溶出度测定首先应按规定对仪器进行校正，然后对研究制剂的溶出度测定方法进行研究，如选择转速、介质、取样时间、取样点等。待以上条件确定后，还应对该测定条件下的线性范围、溶液的稳定性、回收率等进行考察；胶囊剂还应考察空心胶囊的影响。在研究新药的口服固体制剂时，不论主药是否易溶于水，在处方和制备工艺研究中均应对溶出情况进行考察，以便改进处方和制备工艺。主药易溶于水的品种，如制剂过程不改变其溶解性能，溶出度项目不一定订入质量标准。如是仿制已有国家标准的药品，则应与被仿制的制剂进行溶出度比较。溶出度测定时，取样数量和对测定结果的判断可按现行版《中华人民共和国药典》附录的规定进行。测定中除按规定的条件外，还应注意介质的脱气、温度控制及取样位置等操作。

使用桨法时，因样品的位置不如转篮法固定，使得检查结果可能产生较大的差异，故必要时需进行两种方法的比较。

④ 释放度：缓释与控释制剂，按《中华人民共和国药典》附录释放度第一法检查。肠溶制剂，按《中华人民共和国药典》附录释放度第二法检查。透皮贴剂，按《中华人民共和国药典》附录释放度第三法检查。释放度检查所用的溶出介质，原则上与溶出度相同，但缓控释制剂应考察其在不同 pH 介质中的释放情况。如是仿制已有国家标准的药品，还应与被仿制产品进行释放度的比较。

⑤ 含量测定：原料药的纯度要求高，限度要求合格。含量测定注重方法的准确性，一般首选容量分析法。用生物效价法测定的原料药，若改用理化方法测定，需对两种测定方法进行对比。

由于紫外分光光度法的专属性低，准确性又不及容量法，一般不用于原料药的含量测定；若确需采用紫外分光光度法测定含量时，可用对照品同时测定进行比较计算，以减少不同仪器的测定误差。

气相色谱法一般用于具有一定挥发性的原料药的含量测定。高效液相色谱法与气相色谱法一样具有良好的分离效果，主要用于多组分抗生素，甾体激素类和用其他测定方法受杂质干扰的原料药的含量测定。定量方法有外标法和内标法（气相色谱一般采用内标法）。外标法所用的对照品应有确定的纯度，在适当的保存条件下稳定。内标物质应选易得的，不对测定产生干扰的，且保留时间和响应与被测物接近的化学物质。所用的填充剂一般首选十八烷基硅烷键合硅胶；如经试用上述填充剂不合适，可选用其他填充剂。流动相首选甲醇 – 水或乙腈 – 水系统。

制剂含量测定要求采用的方法具有专属性和准确性。由于制剂的含量限度一般较宽，故可选用的方法较多，主要有：①色谱法，主要采用高效液相色谱法和气相色谱法。复方制剂或需经过复杂分离除去杂质与辅料干扰的品种，或在鉴别、检查项中未能专属控制质量的品种，可以采用高效液相色谱法或气相色谱法测定含量。②紫外分光光度法，该法测定宜采用对照品法，以减少不同仪器间的误差。若用吸收系数计算，其值宜在 100 以上；同时还应充分考虑辅料、共存物质和降解产物等对测定结果的干扰。测定中应尽量避免使用有毒的及价格昂贵的有机溶剂，宜用水、各种缓冲液、稀酸、稀碱溶液作溶剂。③比色法或荧光分光光度法，当制剂中主药含量很低或无较强的发色团及杂质影响紫外分光光度法测定时，可考虑选择显色较灵敏、专属性和稳定性较好的比色法或荧光分光光度法。

制剂的含量测定一般首选色谱法。

三、质量标准的制订

1. 质量标准制订的一般原则

质量标准主要由检测项目、分析方法和限度三方面内容组成。在全面、有针对性的质量研究基础上，充分考虑药物的安全性和有效性，以及生产、流通、使用各个环节的影响，确定控制产品质量的项目和限度，制订出合理、可行的、并能反映产品特征和质量变化情况的质量标准，有效地控制产品批间质量的一致性及验证生产工艺的稳定性。质量标准中所用的分析方法应经过方法学验证，应符合"准确、灵敏、简便、快速"的原则，而且要有一定的适用性和重现性，同时还应考虑原料药和其制剂质量标准的关联性。

2. 质量标准项目和限度的确定

(1) 质量标准项目确定的一般原则：质量标准项目的设置既要有通用性，又要有针对性（针对产品自身的特点），并能灵敏地反映产品质量的变化情况。

原料药质量标准中的项目主要包括药品名称（通用名、汉语拼音名、英文名）、化学结构式、分子式、分子量、化学名、含量限度、性状、理化性质、鉴别、检查（纯度检查及与产品质量相关的检查项等）、含量（效价）测定、类别、贮藏、制剂、有效期等项内容。其中检查项主要包括酸碱度（主要对盐类及可溶性原料药）、溶液的澄清度与颜色（主要对抗生素类或供注射用原料药）、一般杂质（氯化物、硫酸盐、重金属、炽灼残渣、砷盐等）、有关物质、残留溶剂、干燥失重或水分等。其他项目可根据具体产品的理化性质和质量控制的特点设置。例如：①多晶型药物，如果试验结果显示不同晶型产品的生物活性不同，则需要考虑在质量标准中对晶型进行控制。②手性药物，需要考虑对映异构体杂质进行控制。消旋体药物，若已有单一导构体药物上市，应检查旋光度。③直接分装的无菌粉末，需考虑对原料药的无菌、细菌内毒素或热原、异常毒性、升压物质、降压物质等进行控制。

制剂质量标准中的项目主要包括药品名称（通用名、汉语拼音名、英文名）、含量限度、性状、鉴别、检查（与制剂生产工艺有关的及与剂型相关的质量检查项等）、含量（效价）测定、类别、规格、贮藏、有效期等项内容。其中口服固体制剂的检查项主要有溶出度、释放度（缓释，控释及肠溶制剂）等；注射剂的检查项主要有 pH、溶液的澄清度与颜色、澄明度、有关物质、重金属（大体积注射液）、干燥失重或水分（注射用粉末或冻干品）、无菌、细菌内毒素或热原等。其他项目可根据具体制剂的生产工艺及其质量控制的特点设置。例如，脂质体，在生产过程中需要用到限制性（如 ICH 规定的二类溶剂）的有机溶剂，则需考虑对其进行控制；另还应根据脂质体的特点，设置载药量、包封率、泄漏率等检查项。

(2) 质量标准限度确定的一般原则：质量标准限度的确定首先应基于对药品安全性和有效性的考虑，并应考虑分析方法的误差。在保证产品安全有效的前提下，可以考虑生产工艺的实际情况，以及兼顾流通和使用过程的影响。研发者必须要注意工业化生产规模产品与进行安全性、有效性研究样品质量的一致性，也就是说，实际生产产品的质量不能低于进行安全性和有效性试验样品的质量，否则要重新进行安全性和有效性的评价。

质量标准中需要确定限度的项目主要包括主药的含量、与纯度有关的性状项（旋光度或比旋度、熔点等）、纯度检查项（影响产品安全性的项目；残留溶剂、一般杂质和有关物质等）和有关产品品质的项目（酸碱度、溶液的澄清度与颜色、溶出度、释放度等）等。

现行版《中华人民共和国药典》对一些常规检查项的限度已经进行了规定，研发者可以参考。如一般杂质（氯化物、硫酸盐、重金属、炽灼残渣、砷盐等）、溶出度、释放度等。对有关产品品质的项目，其限度应尽量体现工艺的稳定性，并考虑测定方法的误差。对有关物质和残留溶剂，则需要有限度确定的试验或文献依据；还应考虑给药途径、给药剂量和临床使用情况等；对化学结构不清楚的或尚未完全弄清楚的杂质，因没有合适的理化方法，可采用现行版《中华人民共和国药典》附录规定的一些方法对其进行控制，如异常毒性、细菌内毒素或热原、升压物质、降压物质检查等。限度应按照药典的规定及临床用药情况确定。

3. 质量标准的格式和用语

质量标准应按现行版《中华人民共和国药典》和《国家药品标准工作手册》

的格式和用语进行规范，注意用词准确、语言简练、逻辑严谨，避免产生误解或歧义。

4. 质量标准的起草说明

质量标准的起草说明是对质量标准的注释，研发者应详述质量标准中各项目设置及限度确定的依据（注意列出有关的研究数据、实测数据和文献数据）及部分研究项目不订入质量标准的理由等。该部分内容也是研发者对质量控制研究和质量标准制订工作的总结，如采用检测方法的原理、方法学验证、实际测定结果及综合评价等。质量标准的起草说明还是今后执行和修订质量标准的重要参考资料。

四、质量标准的修订

1. 质量标准修订的必要性

随着药物研发的进程（临床前研究、临床研究、生产上市），人们对产品特性的认识不断深入，通过生产规模的放大和工艺稳定成熟的过程，多批产品实测数据的积累，以及临床使用情况，药品的质量标准应进行适当的调整和修订；使其项目和限度更合理。同时随着分析技术的发展，改进或优化方法，使检测方法更成熟、更稳定、操作更简便、以提高质量标准的质量。

2. 质量标准修订的一般原则

质量标准的修订完善过程通常要伴随着产品研发和生产的始终。一方面使质量标准能更客观、全面及灵敏地反映产品质量的变化情况，并随着生产工艺的稳定和成熟，不断地提高质量标准；另一方面通过实践证实方法的可行性和稳定性，并随着新技术的发展，不断地改进或优化方法，修订后的方法应优于原有方法。

产品上市后，若发生影响其质量控制的变更，研发者应进行相应的质量研究和质量标准的修订工作。例如，原料药的制备工艺发生改变、制剂处方中的辅料或生产工艺发生改变、改换制剂用原料药的生产单位、改变药品规格等。

由于动物与人的种属差异及有限的临床试验病例数，使一些不良反应在临床试验阶段没有充分暴露出来，故在产品上市后仍要继续监测不良反应的发生情况，并对新增不良反应的原因进行综合分析。如与产品的质量有关（杂质含量），则应进行相关的研究（如改进处方工艺及贮藏条件等），提高杂质限度要求，修订质量标准。

附录 B　化学药物杂质研究的技术指导原则（节选）

任何影响药物纯度的物质统称为杂质。杂质的研究是药品研发的一项重要内容。它包括选择合适的分析方法，准确地分辨与测定杂质的含量并综合药学、毒理及临床研究的结果确定杂质的合理限度。这一研究贯穿于药品研发的整个过程。由于药品在临床使用中产生的不良反应除了与药品本身的药理活性有关外，有时与药品中存在的杂质也有很大关系。例如，青霉素等抗生素中的多聚物等高分子杂质是引起过敏的主要原因。所以规范地进行杂质的研究，并将其控制在一个安全、合理的限度范围之内，将直接关系到上市药品的质量及安全性。

本指导原则是在借鉴国外相关指导原则的基础上，结合我国新药研发的实际情况制定的。由于新药研究的探索性很强，每种药品的具体研究情况差异有可能很大，本指导原则不可能涵盖杂质研究的全部，仅提供了一个基本的研究思路和方法。

一、杂质的分类

药品中的杂质按其理化性质一般分为三类，有机杂质、无机杂质及残留溶剂。按其来源，杂质可以分为工艺杂质（包括合成中未反应完全的反应物及试剂、中间体、副产物等）、降解产物、从反应物及试剂中混入的杂质等。按照其毒性分类，杂质又可分为毒性杂质和普通杂质等。杂质还可按其化学结构分类，如其他甾体、其他生物碱、几何异构体、光学异构体和聚合物等。本指导原则主要按照杂质的理化性质分类。

有机杂质包括工艺中引入的杂质和降解产物等，可能是已知的或未知的、挥发性的或不挥发性的。由于这类杂质的化学结构一般与活性成分类似或具渊源关系，故通常又可称之为有关物质。

无机杂质是指在原料药及制剂生产或传递过程中产生的杂质，这些杂质通常是已知的，主要包括反应试剂、配位体、催化剂、重金属、其他残留的金属、无机盐、助滤剂、活性炭等。

残留溶剂是指在原料药及制剂生产过程中使用的有机溶剂，其研究可参考有机溶剂残留量研究的技术指导原则。

对映异构体杂质属于杂质范畴，有关此类杂质的研究将在手性化合物研究指导原则中另行规定，本指导原则不作重复讨论。

生产过程中引入的外来污染物、原料药的不同晶型不属于本文讨论范畴。

二、分析方法

1. 分析方法的选择

(1) 有机杂质的分析方法：有机杂质的检测方法包括化学法、光谱法、色谱法等，因药物结构及降解产物的不同采用不同的检测方法。通过合适的分析技术将不同结构的杂质进行分离、检测，从而达到对杂质的有效控制。随着分离、检测技术的发展与更新，高效、快速的分离技术与灵敏、稳定、准确、适用的检测手段相结合，几乎所有的有机杂质均能在合适的条件下得到很好的分离与检测。在质量标准中，目前普遍采用的杂质检测方法主要为高效液相色谱法、薄层色谱法、气相色谱法和毛细管电泳法。应根据药物及杂质的理化性质、化学结构、杂质的控制要求等确定适宜的检测方法。由于各种分析方法均具有一定的局限性，因此在进行杂质分析时，应注意不同原理的分析方法间的相互补充与验证，如 HPLC 与 TLC 及 HPLC 与 CE 的互相补充、反相 HPLC 系统与正相 HPLC 系统的相互补充、HPLC 不同检测器检测结果的相互补充等。

(2) 无机杂质的分析方法：无机杂质的产生主要与生产工艺过程有关。由于许多无机杂质直接影响药品的稳定性，并可反映生产工艺本身的情况，了解药品中无机杂质的情况对评价药品生产工艺的状况有重要意义。对于无机杂质，各国药典都收载了经典、简便而又行之有效的检测方法。对于成熟生产工艺的仿制，可根据实际情况，采用药典收载的方法进行质量考察及控制。对于采用新生产工艺生产的新药，鼓励采用离子色谱法及电感耦合等离子发射光谱 – 质谱（ICP-MS）等分析技术，对产品中可能存在的各类无机杂质进行定性、定量分析，以便对其生产工艺进行合理评价，并为制定合理的质量标准提供依据。

通常情况下，不挥发性无机杂质采用炽灼残渣法进行检测。某些金属阳离子杂质（银、铅、汞、铜、镉、铋、锑、锡、砷、锌、钴与镍等）笼统地用重金属限度检查法进行控制。因在药品生产中遇到铅的机会较多，且铅易积蓄中毒，故作为重金属的代表，以铅的限量表示重金属限度。如需对某种（些）特定金属离子或上述方法不能检测到的金属离子作限度要求，可采用专属性较强的原子吸收分光光度法或具有一定专属性的经典比色法（如采用药典已收载的铁盐、铵盐、硒等的检查法检测药品中微量铁盐、铵盐和硒等杂质）。虽然重金属检查法可同时检测砷，但因其毒性大，且易带入产品中，故需采用灵敏度高、专属性强的砷盐检查法进行专项考察和控制，各国药典收载的方法已历经多年验证，行之有效，应加以引用。

由于硫酸根离子、氯离子、硫离子等多来源于生产中所用的干燥剂、催化剂或 pH 调节剂等，考察其在产品中的残留量，可反映产品纯度，故应采用药典中的经典方法进行检测。如生产中用到剧毒物（如氰化物等），须采用药典方法检测可能引入产品中的痕量残留物。

对于药品尚未收载的无机杂质（如磷酸盐、亚磷酸盐、铝离子、铬离子等）的检测。可根据其理化特性，采用具有一定专属性、灵敏度等的方法，如离子色谱法、原子吸收分光光度法、比色法等。

2. 分析方法的验证

杂质检测方法的验证应参照相关的技术指导原则进行，重点在于专属性和灵敏度的验证。专属性系指在其他成分可能共存的情况下，采用的方法能准确测定出被测杂质的特性。检测限是反映分析方法灵敏度的一个重要指标，所用分析方法的检测限一定要符合质量标准中对杂质限度的要求，最低检测限不得大于该杂质的报告限度。

为验证杂质分析方法的专属性，对于原料药，可根据其合成工艺，采用各步反应的中间体（尤其是后几步反应的中间体）、立体异构体、粗品、重结晶母液等作为测试品进行系统适用性研究，考察产品中各杂质峰及主成分峰相互间的分离度是否符合要求，从而验证方法对工艺杂质的分离能力。

为了考察方法能否有效检测出原料药或制剂中的降解产物，还可根据药物的化学结构特点，制剂的处方与工艺、储存条件等选用合适的酸、碱、光、热、氧化反应等加速破坏性试验来验证分析方法的专属性，必要时可采用二极管阵列检测器、质谱检测器等检测峰的纯度。因为在强制降解试验条件下产生的降解产物较药品货架期产生的降解产物复杂、未知杂质多，分离难度大，上述分析方法可有效地显示各色谱峰的纯度，以免因分离度不符合要求，导致分析结果的不准确。如不具备检测峰纯度的试验条件，可通过适当调整流动相的组成或比例使各色谱峰的相对保留时间发生改变，用同一份经加速破坏试验的供试品溶液进样，然后比较流动相调整前后杂质峰的个数；也可采用 TLC 法比较同一份经加速破坏试验的供试品溶液在不同展开系统下的斑点个数及位置，以此佐证杂质分析方法的专属性。

强制降解试验对于未知杂质的分离度考察是非常必要的，其目的主要是提供关于杂质（特别是降解物）与主成分的分离情况、样品稳定性及降解途径等重要信息。在试验过程中，应注意破坏性试验要适度，应着重考察敏感条件。如产品在一定条件下稳定，则无必要再提高条件的剧烈程度进行重复试验。破坏试验的程度暂无统一要求，一般以强力破坏后主成分的含量仍占绝大部分为宜。此时已产生了一定量的降解产物，与样品长期放置的降解情况相似，考察此情况下的分离度更具有实际意义。要达到这种破坏程度，需要在研究过程中进行摸索，先通过初步试验了解样品对光、热、湿、酸、碱、氧化条件的基本稳定情况，然后进一步调整破坏性试验条件（如光照强度、酸碱浓度、破坏的时间、温度等），以得到能充分反映降解产物与主成分分离的结果和图谱。另外，通过比较试验前后主峰面积的变化，还可粗略估算降解物对主成分的相对响应因子，了解样品在各种条件下的稳定性，为包装及贮藏条件的选择等提供信息。对于性质相对稳定的药品，如有充分的文献依据或试验数据，则可以免做强制降解试验。

有机杂质的定量检测方法一般多采用 HPLC 法，有时也采用 TLC、GC 等其他方法。如采用 HPLC 法，须采用峰面积法，具体定量方法有：①外标法（杂质对照品法）；②加校正因子的主成分自身对照法；③不加校正因子的主成分自身对照法；④峰面积归一化法。方法①定量比较准确，采用时应对对照品进行评估和确认，并制订质量要求。方法②应对校正因子进行严格测定，仅适用于已知杂质的控制。方法③的前提是假定杂质与主成分的响应因子基本相同。一般情况下，如杂质与主成分的分子结构相似，其响应因子差别不会太大。方法④简便快捷，但因各杂质与主成分响应因子不一定相同、杂质量与主成分量不一定在同一线性范围内、仪器对微量杂质和常量主成分的积分精度及准确度不相同等因素，所以在质量标准中采用有一定的局限性。

有关物质中包括已知杂质和未知杂质。已知杂质对主成分的相对响应因子在 0.9～1.1 范围内时，可以用主成分的自身对照法计算含量，超出 0.9～1.1 范围时，宜用杂质对照品法计算含量，也可用加校正因子的主成分自身对照法。

理想的定量方法为已知杂质对照品法与未知杂质不加校正因子的主成分自身对照法两者的结合。研究人员可根据实际情况选用合适的定量方法。

在选择合适的分析方法时还应考虑生产能力及质量控制的可行性等技术因素。尽管在附件中规定的限度精确到小数点后第二位，但并不意味着在日常的生产质控中所用的分析方法也要如此精确。如经过必要的验证，也可采用薄层色谱法等分析方法。在研发过程中，如果分析方法有改变，则应进行方法改变前后所得分析结果的可比性研究。

对于 TLC 法，通常采用杂质对照品法和主成分自身对照法进行控制，后者仅限于杂质斑点的颜色与主成分斑点颜色一致的情况下使用。

三、杂质检测数据的积累

杂质检测数据的积累是制订质量标准中杂质限度的重要依据之一，它包括药品研制过程中所有批次样品（包括用于安全性、临床研究的样品）的杂质检测数据。应该对大于报告限度的各杂质的检测结果进行汇总，各杂质应以编号或保留时间作为标识以便区分识别。

检测结果应提供具体试验数据（如杂质的保留时间及含量），不能笼统地表述为"符合要求"或"合格"等。每批样品中大于报告限度的任何杂质都应在其检测报告中加以体现和说明，如要放宽附件 1 及附件 2 中杂质的报告限度，则应提供合理的依据。大于报告限度的任何杂质均应统计在内，并计入总杂质中。如杂质含量小于 1.0%，则报告的数据应精确到小数点后第二位；如杂质含量大于 1.0%，则报告的数据可精确到小数点后第一位。建议采用表格的形式，列出每批样品的批号、批量、生产日期与地点、生产工艺、单个杂质及总杂质的含量、产品的用途（如临床研究、稳定性考察等）与所用分析方法有关的参考文献。对于制剂，还应注明所用原料药的批号、制剂的内包装及其封闭物及贮存条件等。

方法学研究中杂质分离度和检测限的图谱，代表性批次的图谱、采用其他杂质检测方法所得的图谱、加速及长期稳定性试验的图谱等，可以辅助说明产品中杂质的概况。如有必要，申报单位还应提供所有批次产品的杂质概况（如色谱图等）。建议列表说明每一次安全性研究与临床研究用样品的原料药的批号。药物研发者应将药品在合成、纯化、制剂制备与贮存过程中实际或可能产生的杂质尽量全面地加以总结，还应对合成过程中引入的杂质、可能会由原材料带入成品中的杂质、降解产物、原料药与辅料或内包装材料、封闭物之间的反应产物等做出评估。对合成过程中引入杂质的评估，应仅限于对现有化学反应条件下可能产生的杂质。对检测杂质所做的研究工作，包括小试与中试样品的杂质实测结果，以及为了鉴定样品贮存过程中可能产生杂质而进行的加速破坏降解试验的结果等，均应进行归纳总结，从而为杂质限度的确定提供参考。此外，还应对整个研发过程中的实验室规模、中试规模样品的杂质情况进行比较，如果杂质的种类、数量及含量不一致，则应进行合理的分析。

对于超过鉴定限度的杂质应作进一步的研究，确定其来源，推测其可能的结构，进而判断该杂质对药物安全性的影响；对于在稳定性研究中产生的超过鉴定限度的降解产物也应做相应的研究。对于未超过鉴定限度的杂质一般不需进行结构研究。对于可能具有特殊的生理活性或毒性的杂质，则应进行结构确证和安全性验证。

在杂质研究时，应根据具体的生产步骤，对原料药制备各过程中涉及的无机物进行检测，根据整个研发过程中的实验室规模，中试规模样品的实测情况，对催化剂、重金属等无机杂质带入成品中的可能性进行评估，就质量标准中是否收载这些无机杂质检测项目进行必要的讨论说明，并提供相关的试验数据和文献依据。

四、杂质限度的制订

在制订质量标准中杂质的限度时，首先应从安全性方面进行考虑，尤其对于有药理活性或毒性的杂质；其次应考虑生产的可行性及批与批之间的正常波动；还要考虑药品本身的稳定性。在质量标准的制订过程中应充分论证质量标准中是否收载某一杂质检测项目及其限度制订的合理性。可根据稳定性考察、原料药的制备工艺、制剂工艺、降解途径等的研究及批次检测结果来预测正式生产时产品的杂质概况。当杂质有特殊的药理活性或毒性时，分析方法的定量限及检出限应与该杂质的控制限度相适应。设定的杂质限度不能高于安全性数据所能支持的水平，同时也要与生产的可行性及分析能力相一致。在确保产品安全的前提下，杂质限度的确定主要基于中试规模以上产品的实测情况，考虑到实际生产情况的误差及产品的稳定性，往往对限度做适当放宽。如果各批次间的杂质含量相差很大，则应以生产工艺稳定后的产品为依据，确定杂质限度。

除降解产物和毒性杂质外，已在原料药质量标准中控制，且在制剂过程中含量没有增加的杂质，制剂中一般不再控制。

1. 有机杂质的限度确定

质量标准中对有机杂质的限度规定应包括每一个已知杂质、未知杂质及总杂质。共存的异构体和抗生素的多组分一般不作为杂质进行控制，必要时作为共存物质在质量标准中规定其比例。单一的对映体药物，其对映异构体应作为杂质控制。

由于创新药物与仿制药情况不同，在确定杂质限度时，可有所区别，所以本指导原则在此分别予以说明。

(1) 创新药物：创新药物是指国内外均未上市的新的化学实体及其制剂。由于在创新药物的研究过程中，需通过一系列的药理毒理及临床研究来验证该药品的安全有效性，而研究所用的样品本身会包含一定种类与数量的杂质，所以如果在这些研究中并未明显反映出与杂质有关的不良反应，即使有些杂质的含量超出了附件1或附件2的质控限度，仍可认为该杂质的含量已经通过了安全性的验证。在此前提之下，如果该杂质的含量同时也在正常的制备工艺所允许的限度范围内，那么根据试验样品中杂质的含量所确定的限度可认为是合理的。由于动物与人在毒性反应上的差异、临床试验例数的限制，致使在新药申请上市时的安全性数据仍很有限，据此制订的杂质限度尚不能完全保证产品的安全性，故新产品应在上市后继续监测不良反应，并对新增不良反应的原因进行分析。如与杂质有关，则应分析原因，设法降低杂质含量，这样制订出来的杂质限度才能保证产品的安全性。如某杂质同时也是该药物在动物或人体中的主要代谢产物，则对该杂质可不考虑其安全性，但需制订合理的限度。

对于用于某些适应证的药物，可以根据用药人群、剂量、用药周期、临床经验、利弊权衡等，对杂质的限度做适当的调整。当研究证明某些药物中的杂质与不良反应有关，则应在制订该杂质的限度时引起重视，并适当提高限度要求。反之，杂质的限度可适当放宽。由此可见，在特殊情况下，应具体问题具体分析，在保证安全的前提下，可以修改附件1或附件2中的限度，并同时提供修改限度的充分理由。

当杂质的限度大于附件1或附件2中的规定时，可根据附件3中的决策树来考虑下一步的研究。在某些情况下，将杂质的限度降到符合附件1或附件2

的要求，可能比提供该杂质的安全性数据更为简单。如果能有比较充足的文献数据证明该杂质的安全性，也可不降低该杂质的限度。如果以上两种途径均不可行，则应考虑进行必要的安全性研究，其结果的可靠性与一系列因素有关，如病例数、日剂量、给药途径与疗程等。尽管直接用分离纯化的杂质进行安全性研究比较合适，但也可采用含有杂质的原料药进行研究。

(2) 仿制已有国家标准的药品：对于仿制已有国家标准的药品，可以根据已有的标准制订相应的杂质限度。如果该标准中未规定杂质的限度，应与已上市同品种药品（建议首选原研发企业在有效期内的产品）进行全面的质量对比研究，分析其杂质的种类与含量，根据研究的结果，以及稳定性考察的结果，决定是否需在质量标准中对杂质进行控制。如果难以获得已上市同品种产品的标准，但有相同原料药的其他剂型上市，则在制订杂质限度时，可参考此上市产品质量标准，对杂质进行控制。

由于工艺或处方的不同导致在研产品与已上市同品种产品的杂质种类不同，仿制产品中新杂质的含量高于附件 1 或附件 2 规定的合理限度，或在研产品的杂质含量明显高于已上市的同品种产品的杂质实测值。为了保证产品的安全性，应考虑优化产品的处方与制备工艺，将杂质的含量降到规定的质控限度以内。如仍不能达到要求，则应做必要的安全性研究。

(3) 其他新药：改变给药途径的制剂，其杂质限度的确定参照创新药物的要求进行。对于其他类别的新药，如果能够获得已上市的对照样品，则可按照仿制已有标准的药品的研究思路，在详细的质量对比研究的基础上，确定杂质的限度。如果不能获得对照样品，则应参照创新药物的要求确定杂质限度，或通过详细的安全性试验来证明已有的杂质限度是安全的。

2. 无机杂质的限度确定

无机杂质的限度主要根据该杂质的毒性、对药品本身质量（如稳定性）的影响及各批次产品的实测结果而定。如果某些产品的无机杂质在放置过程中会增加，则制订该杂质的限度时，还应综合考虑稳定性考察的结果。

各国药典收载的质量标准及我国已批准上市产品的注册标准中包含有各类无机杂质的限度，在这些限度以内的无机杂质可以认为其安全性已得到了确认。因此，这些限度对于我们确定在研产品的无机杂质限度具有重要的参考价值。要注意根据在研产品的给药途径、适应证、剂量等选择合适的参考标准，确定合理的限度。

五、临床研究申请与上市生产申请阶段的杂质研究

我国对药品的注册审批分为临床研究与上市生产两个阶段。在申报临床研究时，杂质研究工作可从以下几方面考虑：①为了保证临床研究受试者的安全，在申报临床研究前，应对已有批次产品的杂质进行比较全面的检测，根据安全性研究用样品的杂质含量情况来证明临床研究用药品是安全的。②由于药品的研发过程是一个不断完善的过程，随着研究的深入，可能会对杂质的分析方法做相应的改进。所以，在杂质含量初步得到控制的前提下，可在临床研究期间对杂质分析方法进行完善。③对于创新药物，杂质限度的最终确定需根据临床研究结果进行综合权衡。故在申报创新药物临床研究时，可对杂质的限度做一个初步的规定。

临床研究结束后，应将放大生产的样品与临床研究样品中的杂质进行详细比较，如因生产规模放大而产生了新的杂质，或已有杂质的含量超出原有的限度时，同样应根据附件1或附件2来判断该杂质的含量是否合理，如不合理，则参照决策树来考虑下步的研究工作。

六、结语

杂质的研究是药品研究的重要方面，它贯穿于整个药品研究的始终。药品中的杂质是否能得到合理、有效的控制，直接关系到药品的质量可控性与安全性。在进行杂质研究时应重点关注以下几个方面：①应注意对杂质检测方法的选择与验证。②应注意对研究过程中所有批次的样品，包括各种生产规模的样品中的杂质进行完整的记录，这些数据将是制订杂质限度的重要依据。③应特别注意，在确定杂质的限度时，一定要综合考虑杂质的安全性。生产的可行性与产品的稳定性。在确定仿制药品的杂质限度时，应与已上市产品进行质量对比研究，以确保产品的安全性。

七、名词解释

报告限度（reporting threshold）：超出此限度的杂质均应在检测报告中报告，并应报告具体的检测数据。

鉴定限度（identification threshold）：超出此限度的杂质均应进行定性分析，确定其化学结构。

质控限度（qualification threshold）：质量标准中一般允许的杂质限度，如制订的限度高于此限度，则应有充分的依据。

八、附件

具体见附件 1（附表 B-1）、附件 2（附表 B-2）、附件 3（附图 B-1）。

附表 B-1　原料药的杂质限度

最大日剂量	报告限度	鉴定限度	质控限度
≤2g	0.05%	0.10% 或 1.0mg（取最小值）	0.15% 或 1.0mg（取最小值）
>2g	0.03%	0.05%	0.05%

附表 B-2　制剂的杂质限度

报告限度	最大日剂量	≤1g		>1g	
	限度	0.1%		0.05%	
鉴定限度	最大日剂量	<1mg	1～10mg	10mg～2g	>2g
	限度	1.0% 或 50μg（取最小值）	0.5% 或 20μg（取最小值）	0.2% 或 2mg（取最小值）	0.10%
质控限度	最大日剂量	< 10mg	10～100mg	100mg～2g	>2g
	限度	1.0% 或 50μg（取最小值）	0.5% 或 200μg（取最小值）	0.2% 或 3mg（取最小值）	0.15%

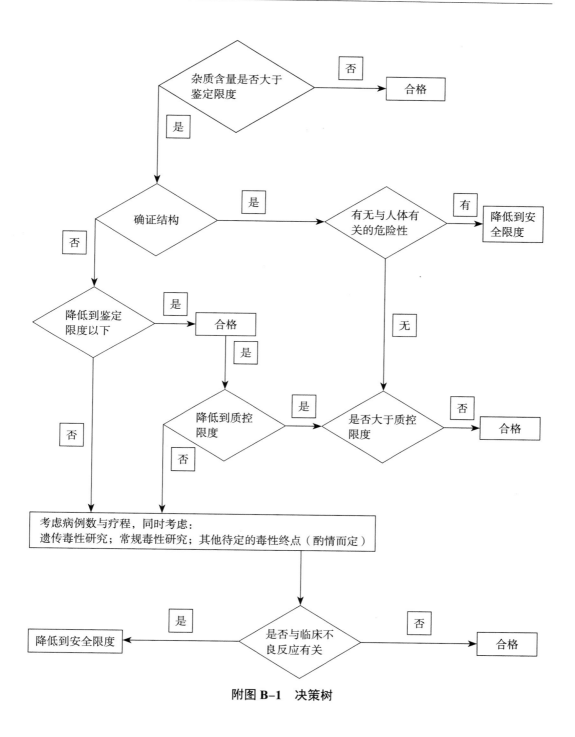

附图 B-1　决策树

附录 C　化学药物残留溶剂研究的技术指导原则（节选）

药物中的残留溶剂系指在原料药或辅料的生产中以及在制剂制备过程中使用或产生而又未能完全去除的有机溶剂。根据国际化学品安全性纲要，以及美国环境保护机构、世界卫生组织等公布的研究结果，很多有机溶剂对环境、人体都有一定的危害，因此，为保障药物的质量和用药安全，以及保护环境，需要对残留溶剂进行研究和控制。

本指导原则主要对原料药的残留溶剂问题进行讨论。并以此为基础，探讨和总结药物研发过程中对残留溶剂问题的一般性原则。药物研发者可参考本指导原则对制剂和辅料的残留溶剂问题进行研究。本指导原则适用于药物研发的整个过程。

一、残留溶剂研究的基本原则

1. 确定残留溶剂的研究对象

从理论上讲，药物制备过程中所使用的有机溶剂均有残留的可能，均应进行残留量的研究。但是，药物研发者可以通过对有机溶剂的性质、药物制备工艺等进行分析，提出科学合理的依据。

有选择性地对某些溶剂进行残留量研究，这样既可以合理有效地控制产品质量，又有利于降低药物研究的成本，避免不必要的浪费。因此，药物研发者在进行残留溶剂研究之前，首先需要对药物中可能存在的残留溶剂进行分析，以确定何种溶剂需要进行残留量的检测和控制。

2. 确定残留溶剂时需要考虑的问题

原料药中有机残留溶剂与其制备工艺密切相关，同时也需要结合其制剂的临床应用特点来考虑如何对可能残留的溶剂进行研究。

(1) 原料药制备工艺：原料药制备工艺中可能涉及的残留溶剂主要有三种来源：合成原料或反应溶剂、反应副产物、由合成原料或反应溶剂引入。其中作为合成原料或反应溶剂是最常见的残留溶剂来源，本部分主要对此进行讨论。

影响终产物中残留溶剂水平的因素较多，主要有：合成路线的长短，有机溶剂在其中使用的步骤，后续步骤中使用的有机溶剂对之前使用的溶剂的影响，中间体的纯化方法、干燥条件，终产品精制方法和条件等。

①合成路线：由于有机化学反应及后处理工艺的复杂性，对于在得到终产物之前的第几步工艺中使用的溶剂可能在终产物中残留不可能有准确定论。但是，一般来说，后面几步中使用的溶剂的残留可能性较大。因此，对于较长路线的工艺，尤其需要关注后几步所使用的各类溶剂。

②后续溶剂的影响：后续使用的溶剂对此前使用溶剂的影响是非常复杂的，取决于各溶剂的性质、后续反应中物料状态以及后续步骤除去溶剂的方法等。

③中间体的影响：中间体的处理方法、纯化方法和干燥条件等影响中间体的残留溶剂情况，从而影响终产品的溶剂残留情况。

(2)制剂及其临床应用特点：控制原料药的残留溶剂，最终目的是控制制剂的残留溶剂，使之符合规定。有时候根据制剂的一些特点，可能对原料药残留溶剂的研究和限度要求进行特殊性的考虑。需要注意，以下所列的因素并不是孤立的，在考虑下列因素时需要注意它们之间的相互影响。

①剂型、给药途径：不同制剂发挥疗效的机制不同，对其残留溶剂的要求也可能有所不同。例如，注射剂与某些局部使用、局部发挥药效的皮肤用制剂相比，残留溶剂的要求就可能相对比较严格。

②处方：辅料的残留溶剂也是制剂残留溶剂的组成部分。通过对处方中所使用辅料的残留溶剂水平的了解，可以估算原料药中所能允许存在的残留溶剂水平。

③工艺：制剂的各工艺可能引入新的溶剂，也可能使原料药和辅料中的残留溶剂水平降低。例如，素片包衣可能引入新的残留溶剂、干燥工艺可能降低残留溶剂水平等。

④适应证：出于治疗一些特殊疾病的考虑，有时候较高水平甚至超出安全值水平的残留溶剂也可能被允许，但需要进行充分的利弊分析。

⑤剂量、用药周期：高剂量、长期用药的制剂，与低剂量、短期用药的制剂相比，对于残留溶剂的要求可能相对严格一些。

3.残留溶剂分类及研究原则

根据有机溶剂对人体及环境可能造成的危害的程度，分为以下四种类型进行研究。

(1) 第一类溶剂及研究原则：第一类溶剂是指人体致癌物、疑为人体致癌物或环境危害物的有机溶剂。因其具有不可接受的毒性或对环境造成公害，在原料药、辅料，以及制剂生产中应该避免使用。当根据文献或其他相关资料确定合成路线，涉及第一类溶剂的使用时，建议重新设计不使用第一类溶剂的合成路线，或者进行替代研究。

如果工艺中不可避免地使用了第一类溶剂，则需要严格控制残留量，无论任何步骤使用，均需进行残留量检测。

(2) 第二类溶剂及研究原则：第二类溶剂是指有非遗传毒性致癌（动物实验），或可能导致其他不可逆毒性（如神经毒性或致畸性），或可能具有其他严重的但可逆毒性的有机溶剂。此类溶剂具有一定的毒性，但和第一类溶剂相比毒性较小，建议限制使用，以防止对患者潜在的不良影响。

考虑到第二类溶剂对人体的危害，以及所使用的溶剂在终产品中残留的可能性，建议对合成过程中所使用的全部第二类溶剂进行残留量研究，以使药物研发者全面掌握产品质量情况，为最终制定合理可行的质量标准提供数据支持。

(3) 第三类溶剂及研究原则：第三类溶剂是 GMP 或其他质量要求限制使用，对人体低毒的溶剂。第三类溶剂属于低毒性溶剂，对人体或环境的危害较小，人体可接受的粗略浓度限度为 0.5%，因此建议可仅对在终产品精制过程中使用的第三类溶剂进行残留量研究。

(4) 尚无足够毒性资料的溶剂及研究原则：这类溶剂在药物的生产过程中可能会使用，但目前尚无足够的毒理学研究资料。建议药物研发者根据生产工艺和溶剂的特点，必要时进行残留量研究。随着对这类溶剂毒理学等研究的逐步深入，将根据研究结果对其进行进一步的归类。

二、研究方法的建立及方法学验证

在确定了需要进行残留量研究的溶剂后，需要通过方法学研究建立合理可行的检测方法。目前，常用的检测方法为气相色谱法，也有其他一些检测方法。

1. 研究方法的建立

(1) 气相色谱法：采用 GC 法时，需要结合药物和所要检测的溶剂的性质，通过方法学研究确定合适的检测条件。由于通常要同时检测多种溶剂，为操作的可行性和简便性，建议尽量采用同样的检测条件控制尽量多种类的残留溶剂。

① 进样方法：包括溶液直接进样和顶空进样两种进样方法。通常情况下，

沸点低的溶剂建议采用顶空进样法，沸点高的溶剂可以采用溶液直接进样法，当样品本身对测定有影响时，也建议采用顶空进样法。

② 供试品溶液和对照品溶液的配制：对于固体原料药，如采用溶液直接进样法，需先用水或合适的溶剂使原料药溶解，以使其中的有机溶剂释放于溶液中，才能被准确测定。如采用顶空进样法，通常以水作溶剂；当药物不溶于水，但可溶于一定浓度的酸或碱液中时，可采用不挥发的酸或碱液为溶剂，但不能使用盐酸溶液或氨水；对于非水溶性药物，可采用合适的溶剂，如 N, N- 二甲基甲酰胺、二甲基亚砜等为溶剂。

不管采用何种进样法，所选择的溶剂应能够尽量同时溶解样品和待检残留溶剂，所选择的溶剂自身及其杂质不干扰待检残留溶剂的测定，所选择的溶剂应能使样品和待检残留溶剂保持相对稳定。

对照品溶液的配制需要采用与供试品溶液相同的方法和溶剂。

③ 其他条件：对系统适用性试验的要求、顶空条件的选择、检测器的选择、内标的选择等可参照《中华人民共和国药典》附录中"残留溶剂测定法"。

(2) 其他检测方法：在某些情况下，可以采用 GC 法以外的方法进行残留溶剂的检查，如高效液相色谱法、毛细管电泳法、离子色谱法、气质联用、液质联用、干燥失重法等。

2. 方法学验证

残留溶剂检查属于样品纯度检查的范围，无论采用何种检测方法，均需要通过方法学研究验证方法的合理可行。方法学验证主要包括以下几方面。

(1) 专属性：为了考察在其他成分（如检测所用的有机溶剂、可能残留的其他有机溶剂、主成分、其他杂质等）存在的条件下，采用的方法是否具有准确测定出待检测的残留溶剂的能力，需要进行此项研究。

(2) 检测限：通常残留溶剂量较低，而每种溶剂的检测灵敏度又各不相同，为了考察所采用的方法能否将残留的少量或微量的有机溶剂检出，需要进行此项研究。

(3) 定量限：通常残留溶剂量较低，为保证测定方法的准确度和精密度，需要进行定量限的研究。

(4) 线性：在配制对照品溶液时，对照品溶液浓度很难和规定的限度达到完全一致。当不一致时，需要通过标准曲线进行换算，残留溶剂量也需要通过标准曲线进行换算。这种换算的前提是残留溶剂的浓度（或量）与色谱峰面积直接成正比关系，所以需要进行线性研究。

(5) 准确度：残留溶剂量一般较低，为了保证检测结果能够代表产品的实际情况，建议进行方法的准确度考察，一般采用标准加入法来验证定量方法的准确性。

(6) 耐用性：为考察测定条件发生细小变动时，测定方法和结果是否仍准确可靠，建议进行耐用性考察。

以上六个方面方法学研究的具体问题建议参见《化学药物质量控制分析方法验证技术指导原则》。

三、研究结果的分析及质量标准的制定

1. 残留溶剂表示方法

(1) 允许日接触量（permitted daily exposure，PDE）：允许日接触量是指某一有机溶剂被允许摄入而不产生毒性的日平均最大剂量，单位为 mg/ 天。某一具体有机溶剂的 PDE 值是由不产生反应量，体重调整系数，种属之间差异的系数，个体差异、短期接触急性毒性研究的可变系数等推算出的。部分有机溶剂的 PDE 值见附件。由于国内目前尚未对此有系统的研究，附件中所列出的数据均是参考 ICH 残留溶剂研究指导原则中的数据。

(2) 浓度限度：在 PDE 表示方法的基础上，为了更加便于计算，引入了浓度限度（%）表示方法，其计算公式如下。

$$浓度限度（\%）=PDE（mg/d）/ [1000 × 剂量（g/d）] × 100\%$$

其中，剂量初步定为 10g/d。部分有机溶剂的浓度限度见附件。

(3) 两种表示方法的比较：以上两种表示方法在残留溶剂研究中均可行，但需要指出的是，PDE 值是绝对值，也就是说无论原料药、辅料和制剂，只要能明确各成分的溶剂残留量，以 PDE 值来计算是很精确的；而对于某一具体制剂来说，由于很难确定处方中各活性成分和各辅料的残留溶剂水平，因此以浓度限度来计算更为简便，只要日摄入总量不超过 10g，就无须进一步计算。综合以上情况并考虑目前国内的实际情况，由于大多数药物的日摄入量不会超过 10g（包括活性成分和辅料），浓度限度表示方式是目前更为简便可行的。当然，在某些原料、辅料或制剂的残留溶剂不符合浓度限度时，可根据实际测定的各种残留溶剂量及用法用量计算实际日接触量，并与 PDE 值比较，如符合限量要求则也属可行。

2. 质量标准制定的一般原则及阶段性要求

(1) 第一类溶剂：由于第一类溶剂的替代研究会在临床研究前、临床研究期间、注册标准试行期间、注册标准转正后等不同阶段进行，产品的质量标准需要根据替代研究的结果不断进行修订。若第一类溶剂始终无法替代，则质量标准中需要始终保留其残留量检查。

(2) 第二类溶剂：通常可以根据临床前残留溶剂研究的结果制定临床研究用质量标准。为保障临床用药的安全性，一般情况下，对于有残留的有机溶剂，建议将其残留量检查订入临床研究用质量标准，限度需符合规定。

目前，在临床前所进行的质量研究工作中，一般以实验室规模产品为研究对象。基于残留溶剂的特点，即其研究结果与产品生产规模关系密切，实验室规模产品的研究结果有时并不能完全代表将来中试规模或工业化生产规模产品的质量，有时候实验室规模产品中可能完全除尽的有机溶剂在中试或工业化生产规模产品中可能还会有所残留。因此，根据多批中试和工业化生产规模产品的有机溶剂使用和残留情况制定注册标准是最有意义的。为此，建议在临床研究期间，以多批中试和工业化生产规模产品为研究对象，继续积累合成过程中所使用的第二类有机溶剂残留量检测数据，并根据结果进一步完善、修订临床研究用质量标准。通常，如果多批中试和工业化生产规模产品的检测结果充分提示某有机溶剂已无残留，那么其残留量检查可不订入质量标准；如果检测结果提示某有机溶剂仍有残留，那么质量标准中需要保留或增加其残留量检查。当然，也可以在标准试行期、甚至标准转正后继续积累产品的研究数据，并根据检测结果继续修订、完善注册标准。总之，为了保证注册标准的合理性、有效性，建议根据多批中试和工业化生产规模产品的研究结果确定产品的注册标准。

(3) 第三类溶剂：可以根据临床前残留溶剂研究结果制定临床研究用质量标准，一般情况下，对于有残留的有机溶剂，建议将其残留量检查订入该质量标准，限度需符合规定。

同样，考虑到实验室规模产品的研究结果有时并不能完全代表将来中试或工业化生产规模产品的质量，建议根据中试和工业化生产规模产品的检测情况进一步修订质量标准，形成最终的注册标准。

四、需要关注的几个问题

1. 附件中无限度规定和未收载的有机溶剂

对于目前尚无足够毒性资料的溶剂，在附件中未列出其 PDE 值和浓度限制。另外，还有一些在药物制备过程中可能用到的溶剂未在附件中列出。若在药物的制备过程中使用到了这类溶剂，建议药物研发者尽量检索有关的毒性等研究资料，关注其对临床用药安全性和药物质量的影响。同时，本指导原则也将逐渐完善这些有机溶剂的相关问题。

2. 未知有机挥发物

在进行检测时，有时可能会出现一些未知的色谱峰，建议对这些未知色谱峰尽量进行定性研究，并进行定量控制。有时候定性研究是比较困难的，建议可参考对未知杂质限量控制的方法，控制未知有机挥发物的总限度。

3. 多种有机溶剂的综合影响

在药物合成过程中，通常会使用多种有机溶剂，目前对残留溶剂的控制基本是控制每种溶剂的残留量不超过各自的浓度限度，也就是说暂时没有考虑多种有机溶剂的综合影响。但由于目前的浓度限度是以每日摄取量为 10g 计算得到的，而事实上每日摄取量远低于 10g，所以目前的控制方法也可行。但当使用的溶剂很多，或残留量较大的情况下，建议关注多种有机溶剂的综合影响。

4. 中间体的残留溶剂

目前，国外有通过控制中间体的第一、二类有机溶剂残留量进而控制终产品质量的方法，这种方法尤其适用于合成路线比较长的产品。国内一般是直接控制终产品的残留溶剂。由于国内对中间体的控制尚很不完善，所以目前仍建议直接控制终产品的质量。但在直接控制比较困难或中间体控制比较完善的时候，也鼓励药物研发者尝试通过多种途径有效地控制终产品的残留溶剂。

合成过程中所使用的起始原料可能是已有国家标准的原料药、尚未批准的原料药、化工中间体等。如果采用已有国家标准的原料药作为起始原料，可参考国家标准对其进行残留溶剂的控制。若国家标准中未控制残留溶剂，建议根据起始原料的制备工艺，对可能存在的残留溶剂一并在终产品中进行控制。如果采用尚未批准的原料药、化工中间体等作为起始原料，建议根据起始原料的制备工艺，对可能存在的残留溶剂一并在终产品中进行控制。

5. 制剂工艺对制剂残留溶剂的影响

在制剂制备过程中，有时也会使用到有机溶剂，如包衣过程、透皮制剂制备、脂质体的制备等。建议在制剂的质量研究中，也对涉及的有机溶剂进行残留量的研究和控制。

6. 辅料残留溶剂的研究及对制剂的影响

辅料作为制剂的重要组成部分，其残留溶剂情况直接影响制剂的质量。

对于新研发的辅料，其残留溶剂的研究与前述原料药的残留溶剂的研究是一致的。对于目前制剂中经常使用的常规辅料的残留溶剂情况及其对制剂质量的影响，建议逐步予以关注。

五、附件

药品中常见的残留溶剂及限量具体见附表 C–1 至附表 C–6。

附表 C–1　第一类溶剂（应该避免使用）及限量

溶剂名称	英文名	限度（%）	PDE（mg/d）
苯	Benzene	0.0002	0.02
四氯化碳	Carbon tetrachloride	0.0004	0.04
1, 2– 二氯乙烷	1, 2–Dichloroethane	0.0005	0.05
1, 1– 二氯乙烯	1, 1–Dichloroethene	0.0008	0.08
1, 1, 1– 三氯乙烷	1, 1, 1–Trichloroethane	0.15	15.0

附表 C–2　第二类溶剂（应该限制使用）及限量

溶剂名称	英文名	限度（%）	PDE（mg/d）
乙腈	Acetonitrile	0.041	4.1
氯苯	Chlorobenzene	0.036	3.6
氯伤	Chloroform	0.006	0.6
环己烷	Cyclohexane	0.388	38.8
1, 2– 二氯乙烯	1, 2–Dichloroethene	0.187	18.7
二氯甲烷	Dichloromethane	0.06	6.0
1, 2– 二甲氧基乙烷	1, 2–Dimethoxyethane	0.01	1.0
N, N– 二甲基乙酰胺	N, N-Dimethylacetamide	0.109	10.9
N, N– 二甲基甲酰胺	N, N-Dimethylformamide	0.088	8.8

（续表）

溶剂名称	英文名	限度（%）	PDE（mg/d）
1,4-二氧六环	1,4-Dioxane	0.038	3.8
2-乙氧基乙醇	2-Ethoxyethanol	0.016	1.6
乙二醇	Ethyleneglycol	0.062	6.2
甲酰胺	Formamide	0.022	2.2
正己烷	Hexane	0.029	2.9
甲醇	Methanol	0.3	30.0
2-甲氧基乙醇	2-Methoxyethanol	0.005	0.5
甲基丁基酮	Methylbutylketone	0.005	0.5
甲基环己烷	Methycyclohexane	0.118	11.8
N-甲基吡咯烷酮	N-Methylpyrrolidone	0.053	5.3
硝基甲烷	Nitromethane	0.005	0.5
吡啶	Pyridine	0.02	2.0
四氢噻吩	Sulfolane	0.016	1.6
四氢化萘	Tetralin	0.01	1.0
四氢呋喃	Tetrahydrofuran	0.072	7.2
甲苯	Toluene	0.089	8.9
1,1,2-三氯乙烯	1,1,2-Trichloroethene	0.008	0.8
二甲苯*	Xylene	0.217	21.7

*. 通常含有60%间二甲苯、14%对二甲苯、9%邻二甲苯和17%乙苯

附表 C-3　第三类溶剂*（GMP 或其他质控要求限制使用）

溶剂名称	英文名	溶剂名称	英文名
乙酸	Acetic Acid	正庚烷	Heptane
丙酮	Acetone	乙酸异丁酯	Isobutyl Acetate
甲氧基苯	Anisole	乙酸异丙酯	Isopropyl Acetate
正丁醇	1-Butanol	乙酸甲酯	Methyl Acetate

（续表）

溶剂名称	英文名	溶剂名称	英文名
仲丁醇	2-Butanol	3-甲基-1-丁醇	3-Methyl-1-Butanol
乙酸丁酯	Butyl Acetate	丁酮	Methylethylketone
叔丁基甲基醚	Tert-Butylmethyl Ether	甲基异丁基酮	Methylisobutylketone
异丙基苯	Cumene	异丁醇	2-Methyl-1-Propanol
二甲亚砜	Dimethyl Sulfoxide	正戊烷	Pentane
乙醇	Ethanol	正戊醇	1-Pentanol
乙酸乙酯	Ethyl Acetate	正丙醇	1-Propanol
乙醚	Ethyl Ether	异丙醇	2-Propanol
甲酸乙酯	Ethyl Formate	乙酸丙酯	Propyl Acetate
甲酸	Formic Acid		

*.限度均为0.5%，PDE为50mg/d

附表C-4　第四类溶剂（尚无足够毒理学资料）

溶剂名称	英文名	溶剂名称	英文名
1,1-二乙氧基丙烷	1,1-Diethoxypropane	甲基异丙基酮	Methyl Isopropyl Ketone
1,1-二甲氧基甲烷	1,1-Dimethoxymethane	甲基四氢呋喃	Methyltetrahydrofuran
2,2-二甲氧基丙烷	2,2-Dimethoxypropane	石油醚	Petroleum Ether
异辛烷	Isooctane	三氯乙酸	Trichloroacetic Acid
异丙醚	Isopropyl Ether	三氟乙酸	Trifluoroacetic Acid

药品生产企业在使用时应提供该类溶剂（第四类溶剂）在制剂中残留水平的合理性论证报告

附表C-5　常用有机溶剂的相对密度

名称	相对密度	名称	相对密度	名称	相对密度
甲醇	0.79	二氯甲烷	1.32	正丁醇	0.81
乙醇	0.79	乙酸乙酯	0.90	甲苯	0.87
乙腈	0.78	四氢呋喃	0.89	二甲苯	0.89
丙酮	0.79	三氯甲烷	1.48	环己烷	0.66

（续表）

名称	相对密度	名称	相对密度	名称	相对密度
乙醚	0.71	二甲基甲酰胺	0.95	二氧六环	1.03
吡啶	0.98	正己烷	0.66	环氧乙烷	0.88
苯	0.88	二甲亚砜	1.10		

附表 C-6　常用酸碱浓度

名称	英文名	分子式与分子量	%（g/g）	相对密度	浓度（mol/L）
盐酸	Hydrochloric Acid	$HCl = 36.46$	36～38	1.19	12
硫酸	Sulfuric Acid	$H_2SO_4 = 98.08$	95～98	1.84	18
硝酸	Nitric Acid	$HNO_3 = 63.01$	69～71	1.40	16
磷酸	Phosphoric Acid	$H_3PO_4 = 98.00$	85	1.70	15
高氯酸	Perchloric Acid	$HClO_4 = 100.46$	70～72	1.60	12
冰醋酸	Acetic Acidglacial	$CH_3COOH = 60.05$	99	1.05	17
醋酸	Acetic Acid	$CH_3COOH = 60.05$	36～37	1.04	6.3
甲酸	Formic Acid	$HCOOH = 46.03$	85～90	1.2	23
氨水	Ammonia Solution	$NH_3 \cdot H_2O = 35.05$	25～28	0.90	15

参考文献

[1] 国家药典委员会 . 中华人民共和国药典（2020 年版）[M]. 北京：中国医药科技出版社，2020.

[2] 国家药典委员会 . 中华人民共和国药典（2015 年版）[M]. 北京：中国医药科技出版社，2015.

[3] 沈报春，俞婕 . 药物分析实验与学习指导 [M]. 北京：科学出版社，2022.

[4] 董钰明 . 药物分析实验与指导 [M]. 兰州：兰州大学出版社，2022.

[5] 姚彤炜 . 药物分析实验教程 [M]. 杭州：浙江大学出版社，2011.

[6] 傅强 . 药物分析实验方法学 [M]. 北京：人民卫生出版社，2008.

[7] 宋粉云 . 药物分析实验 [M]. 北京：中国医药科技出版社，2007.